LE PÉRIOSTE

SES MALADIES,

Par J. G. MAISONNEUVE (de Nantes)

Docteur en Chirurgie.

A PARIS,

CHEZ LABBE, LIBRAIRE

RUE DE L'ÉCOLE DE MÉDECINE, N. 40.

1839

LE PÉRIOSTE

ET

SES MALADIES.

Par J.-G. MAISONNEUVE (de Nantes),

Docteur en Chirurgie.

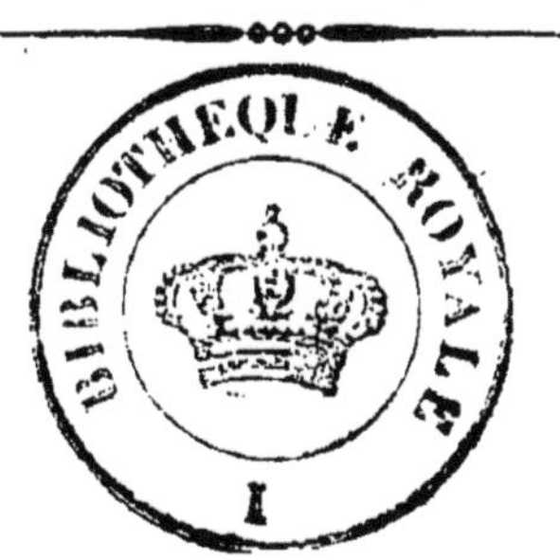

A PARIS,

CHEZ LABBÉ, LIBRAIRE,

RUE DE L'ÉCOLE DE MÉDECINE, N. 10.

1839.

IMPRIMERIE D'HIPPOLYTE TILLIARD,
RUE ST.-HYACINTHE-ST.-MICHEL, 30.

LE PÉRIOSTE

ET

SES MALADIES.

ANATOMIE.

Définition. — Le périoste, comme son nom l'indique ($\pi\varepsilon\rho\iota o\sigma\tau\varepsilon\omega\nu$), est la membrane d'enveloppe du système osseux. Les anciens le considéraient comme un tout continu, se déployant sans interruption sur l'ensemble du squelette, auquel il formait une véritable gaîne. Ils en faisaient la partie centrale du système fibreux, d'où partaient comme autant d'appendices les tendons, les ligaments, les aponévroses. Bien qu'un peu spéculative, cette manière de voir n'est pas cependant dénuée de tout intérêt, même sous le point de vue pratique; et sous le rapport purement anatomique, elle n'est pas non plus entièrement inexacte. Si nous jetons, en effet, un coup-d'œil sur l'ensemble du squelette, nous verrons que les modifications principales du périoste sont généralement en rapport avec les os et les articulations qu'il recouvre, et nous pourrons suivre, pour ainsi dire pas à pas, ses transformations diverses, depuis la texture membraneuse et vasculaire jusqu'à la forme ligamenteuse la plus prononcée. Que des os plats groupés ensemble, de manière à circonscrire une cavité protectrice, comme cela se remarque au crâne, se développent au milieu d'une lame cartilagineuse ou membrano-catilagineuse unique, on voit alors le périoste, sous l'aspect d'une membrane souple et parcourue par de nombreux vaisseaux, se déployer sur tous les points osseux, sans présenter à peine quelques légères particularités au niveau des articulations, dont il constitue à lui seul tout l'appareil ligamenteux. Cette disposition commune à toutes les synarthroses, se retrouve encore dans les articulations des épiphyses des os longs avec leur diaphyse, avant le développement complet de l'ossification. L'absence de mouvement rendait inutile en effet l'existence de moyens d'union plus compliqués.

Dans les amphiarthroses, où les surfaces articulaires sont séparées non plus seulement par un reste du cartilage primitif d'ossification, mais par un tissu jaune élastique de structure fibro-cartilagineuse, et sont déja le siége d'un mouvement appréciable, le périoste, encore reconnaissable cependant, s'est dépouillé d'une partie de sa vascularité ; l'aspect feutré de son tissu s'est modifié, ses fibres, devenues en grande partie parallèles, ont une tendance évidente à la forme ligamenteuse : elles se fasciculent, et constituent des groupes entre lesquels existent des intervalles assez

prononcés. Nulle part cette disposition n'est plus remarquable qu'à la colonne vertébrale, où les os courts
qui forment cette tige sont revêtus, dans leur corps,
par deux larges bandes fibreuses évidemment dépendantes du périoste, puisqu'elles en tiennent lieu dans
le point qu'elles occupent. On les appelle *appareils* ou
surtouts ligamenteux antérieur et postérieur. Enfin,
si nous fesons un dernier pas pour arriver aux diarthroses, nous apercevons, il faut en convenir, de
grandes différences entre les liens fibreux qui, sous le
nom de ligaments, maintiennent unies les surfaces articulaires et le périoste des synarthroses. Mais si nous
considérons les modifications profondes que cette faculté nouvelle (la mobilité) a dû nécessairement entraîner dans la structure des surfaces et des parties in-
terposées, nous verrons que les modifications corres-
pondantes du périoste n'ont pas été plus prononcées.
Pendant que, pour s'accommoder aux frottements
violents des extrémités osseuses, le cartilage s'est réduit, pour ainsi dire, à un corps inorganique, tandis
que le tissu cellulaire s'est étendu en membrane séreuse ou synoviale, on comprend que le périoste,
chargé presque seul alors du soin de maintenir les surfaces réunies, ait dû revêtir la forme et la structure la
plus convenable à cette nouvelle fonction en se rédui-
sant, en quelque sorte, à son élément tenace et résistant,
la fibre albuginée.

Mais cette manière physiologique de considérer le
périoste, qui peut avoir quelque intérêt en anatomie

générale, n'étant pas d'une rigueur absolue, nous n'y insisterons pas davantage. Seulement nous nous réservons d'y faire de temps à autre quelque allusion, pour mieux faire comprendre certains détails relatifs à la structure, aux usages et aux maladies de cette membrane.

Structure du périoste. — Comme toutes les membranes fibreuses, le périoste a pour base la fibre albuginée. Toutefois, cette communauté de structure primitive avec les aponévroses, les tendons, etc., n'exclut pas des différences essentielles que nous devons signaler. D'abord, la fibre périostique n'a pas la couleur blanche nacrée et resplendissante des autres organes fibreux; elle est d'un aspect grisâtre, mélangée avec une proportion de tissu cellulaire, qui varie selon les divers points où on l'examine.

Direction. — La direction qu'affectent les fibres du périoste n'a pas été décrite de la même manière par tous les anatomistes.

Bichat admet que ces fibres ont une direction analogue à celle des os sous-jacents; qu'elles sont longitudinales sur le corps des os longs, confuses sur les os courts, sans avoir cependant, sur les os plats, la forme rayonnée de la substance osseuse.

M. Blandin admet une disposition feutrée qui serait la même pour tous les os, sans distinction de forme.

L'opinion de Boyer se trouve en opposition directe avec celle de Bichat. D'après lui, le périoste est composé de tissu cellulaire, dont les fibres affectent en général des directions très variées à la partie moyenne des os longs et sur les os larges. Mais aux extrémités des os longs et sur les os courts, ces fibres suivent la longueur de l'os. Cette dernière opinion, qui est aussi celle de Haller, de Boerhaave, me paraît la plus exacte. Cependant il serait, je crois, utile de faire quelques recherches à ce sujet. Du reste, quelque soit le point du système osseux, où l'on examine les fibres périostiques, on peut se convaincre qu'elles forment plusieurs couches superposées, susceptibles d'être séparées avec le scalpel. Bichat a pu étudier ces couches avec soin, sur un individu affecté d'éléphantiasis, et chez lequel le périoste hypertrophié avait acquis plusieurs lignes d'épaisseur. Il a vu, comme il était facile de le concevoir *à priori*, que les fibres profondes sont très courtes, et que les superficielles ont au contraire une longueur parfois assez considérable.

Artères. — De nombreux vaisseaux artériels rampent au milieu des fibres du périoste; mais, comme le fait remarquer avec juste raison M. Velpeau, le nombre de ceux qui lui appartiennent est moins considérable qu'on ne pourrait le croire d'abord et que ne l'ont pensé la plupart des anatomistes; plusieurs de ces vaisseaux ne font que traverser le périoste sans se ramifier dans son épaisseur. Tels sont, par exemple, ceux qui pénètrent par les trous du premier et du second ordre du tissu osseux.

Les premiers, en effet, connus sous le nom d'artère nourricière des os, et que l'on rencontre quelquefois sur les os plats, toujours sur les os longs, appartiennent à la cavité intérieure des os, à la membrane médullaire. Les seconds, très nombreux sur les os courts ainsi que sur les épiphyses des os longs et plats, sont spécialement destinés au tissu spongieux. Mais les vaisseaux qui pénètrent par les pores nombreux du tissu compact, forcés de se tamiser, pour ainsi dire, dans le périoste avant de se rendre à leur destination, deviennent réellement partie intégrante de cette membrane. Ils naissent tous des artères voisines, s'anastomosent mille fois entre eux, avant de pénétrer dans l'os, et plus tard dans son épaisseur, vont s'anastomoser avec les vaisseaux de la membrane médullaire. Ils ne suivent pas une direction perpendiculaire aux os, ils rampent obliquement à leur surface, dans de petits sillons qu'avec de l'attention il est facile d'apercevoir sur la substance compacte. Dans ce trajet ils sont soutenus par une couche mince de tissu cellulaire. Il résulte de cette disposition que le périoste, comme du reste la plupart des membranes adhérentes, offre un aspect bien différent, selon qu'on l'examine par l'une ou l'autre de ses faces. Fibreux et résistant à sa face externe ou libre, il est au contraire vasculaire et tomenteuse à sa surface adhérente. Aussi verrons-nous que cette dernière est le siége presque exclusif des phénomènes vitaux que présente le périoste.

Veines. — On ne trouve les veines du périoste bien décrites nulle part. Les anatomistes semblent les avoir admises par analogie plutôt que par inspection directe.

« Les veines des os, dit Boyer, ne sont pas aussi « bien connues que les artères, parce qu'il est impos « sible de les injecter : on peut les distinguer en trois « classes comme les artères. Les veines de la première « classe accompagnent les artères de la partie moyenne « des os longs et se distribuent comme elles. Celles de « la seconde, passent par les conduits des extrémités « des os longs et par ceux de la surface des os larges « et des os courts, sans qu'on puisse dire positive « ment si elles passent dans les mêmes conduits que les » artères, ou si elles en ont de particuliers. Les veines « de la troisième classe sortent par les pores de la « surface des os, et se terminent dans les veines du « périoste.»

M. Breschet a depuis longtemps émis une opinion différente. Après avoir décrit les trois ordres d'artères des os, il dit : *Les deux premières divisions ne sont accompagnées d'aucunes veines.*

Il y a quelques années, un de nos anatomistes les plus distingués, M. Chassaignac, après de laborieuses recherches sur les veines du périoste, produisit une opinion analogue à celle de M. Breschet, en disant qūe la circulation des os, déjà si différente de celle de nos autres organes, s'en distinguait peut-être encore, en ce que les veines ne suivaient pas le trajet des artères ; que le sang apporté dans le périoste s'en retournait par les sinus veineux qui sortent par les trous de second ordre et qui ont un volume si considérable. Il basait son opinion sur l'impossibilité où il s'était trouvé d'injecter des veines propres au périoste.

Mais des recherches plus récentes de M. Cruveilhier et M. Bourgery, sont venus terminer le débat en prouvant que le périoste contient un nombre considérable de veines qui suivent exactement le trajet des artères. Si l'on injecte, me disait ces jours derniers, M. Cruveilhier, les veines d'un membre de haut en bas, en poussant d'abord du mercure pour rompre leurs valvules, puis du vernis, on transforme le périoste en un véritable velours veineux. Il semble qu'il n'y ait que des veines. Le périoste prend un aspect analogue à celui de la choroïde, à la direction près des vaisseaux, qui, ici ne sont pas tortueux et concentriques, mais bien entrecroisés et anastomosés dans tous les sens.

Je dois à la complaisance de M. Bernard, jeune anatomiste des plus distingués, et qui seconde avec tant de succès M. Bourgery dans les travaux de son magnifique ouvrage, d'avoir pu me convaincre par mes yeux du fait que je signale. Chaque artériole quelque minime qu'elle soit est accompagnée de deux vénules qui la suivent partout. Le microscope démontre le fait pour les plus petites ramifications. C'est donc maintenant un fait acquis à la science.

Vaisseaux lymphatiques. — Quant aux vaisseaux lymphatiques admis par quelques anatomistes, supposés par la plupart, je ne les ai jamais vus non plus que les anatomistes distingués que j'ai cités à l'occasion des veines. M. Bonamy, si habile dans les injections des vaisseaux lymphatiques, et qui les a poursuivi dans presque tous les organes, m'a dit n'avoir jamais pu réussir à les rencontrer dans le périoste.

Ce point de la science exige de nouvelles recherches.

Nerfs. — L'existence des nerfs du périoste a été admise par quelques observateurs, niée par la plupart. MM. Cruveilhier et Bonamy ont levé tous les doutes à cet égard. On sait qu'ils ont démontré depuis long-temps l'existence des nerfs de la dure-mère; leurs travaux récents ont donné le même résultat pour le périoste. M. Bonamy m'a fait voir sur la face interne du tibia, des filets nerveux venant du saphène interne et qui se perdaient évidemment dans le périoste. Il m'a dit même en avoir suivi jusques sur la membrane médullaire.

Tissu cellulaire. — Les divers éléments du périoste sont unis entre eux par un tissu cellulaire, dont la quantité et la souplesse varient suivant les différentes régions que revêt cette membrane. En général, il est

plus abondant sur le corps des os longs, là où les vaisseaux du périoste sont plus nombreux et forment une
couche plus épaisse; tandis que sur les os spongieux,
au rachis, par exemple, les fibres albuginées sont presque isolées, et, sous ce point de vue, se rapprochent
de l'aspect des ligaments. Les deux faces du périoste,
par cela même aussi qu'elles ont une vascularité différente, n'ont pas une même quantité de tissu cellulaire.
(Je ne parle ici que du tissu cellulaire qui fait partie
intégrante de cette membrane.)

Tels sont les éléments dont la réunion constitue le
périoste; mais, comme nous l'avons déjà fait entrevoir,
ils ne sont pas toujours associés de la même manière.
Il en résulte des différences d'épaisseur et de densité
sur lesquelles il importe de dire quelques mots.

Epaisseur. — L'épaisseur du périoste varie depuis
un millimètre jusques à plus d'une ligne. M. Velpeau,
contrairement à l'opinion de presque tous les anatomistes, pense qu'elle est toujours en rapport direct
avec la densité des organes que le périoste enveloppe.
Par conséquent l'épaisseur doit être plus grande sur le
corps des os longs qu'à leurs extrémités, sur les os du
vieillard ou de l'adulte que sur ceux de l'enfant. *A
priori*, cette proposition paraît rationnelle. Sur les os
plats et sur la diaphyse des os longs, le périoste est
parcouru par de nombreux vaisseaux qui, avant de pénétrer dans la substance compacte se ramifient dans
son épaisseur, et lui forment une véritable couche in-

terne. Ce réseau, destiné à la substance compacte, doit être d'autant plus abondant que celle-ci est plus épaisse et plus dure, ainsi la densité de l'os serait une condition d'épaisseur de la membrane périostique. Malheureusement les plus beaux raisonnements ne sont rien devant les faits. L'inspection démontre que le périoste est plus épais à l'extrémité des os longs que sur leur corps, plus épais chez l'enfant que chez l'adulte, ce qui rendrait la proposition inverse plus exacte.

Densité. — Quant à la densité, il en est autrement. Plus feutré, plus souple et plus vasculaire sur la substance compacte que partout ailleurs, le périoste est plus fibreux, plus sec et plus ferme sur le tissu spongieux et sur les os courts. La membrane forme sur ces derniers organes un tout moins continu, mais les fascicules qu'elle présente se rapprochent, et pour la forme et pour les propriétés du tissu ligamenteux. On peut dire d'une manière générale, que cette propriété est en raison inverse de la vascularité. Chez les enfants, elle est, comme pour tous les tissus, beaucoup moindre que chez l'adulte. Il est quelques circonstances accidentelles qui peuvent modifier encore la densité du périoste, tels sont les frottements exercés par les ten_ dons, les ligaments. Alors le périoste perd son aspect fibreux, pour revêtir presque celui du cartilage. Ce périoste épaissi se remarque sous les gaînes tendineuses des doigts, sur le grand trochanter, dans les coulisses des tendons principaux. Si nous rapprochons ces faits des considérations générales que nous avons présentées au premier paragraphe, nous verrons qu'elles s'y rapportent d'une manière remarquable. Ils montrent, en effet, que le périoste n'est pas le même dans toutes les régions, ni à toutes les époques de la vie; qu'il tend à se modifier suivant les organes qu'il recouvre, et les fonctions qu'il y remplit; que ses modifications principales portent surtout sur sa vascularité, sa densité et la direction de ses fibres; que, véritable membrane nourricière dans quelques cas, il est, dans d'autres, un organe d'union, de résistance passive.

Rapports et connexions. — Le périoste offre deux surfaces: l'une adhérente, l'autre libre; ou plutôt l'une profonde, l'autre superficielle.

1° *Surface adhérente ou profonde.*

Les nombreux vaisseaux qui, ramifiés d'abord dans le périoste, pénètrent ensuite la substance osseuse, établissent une adhérence intime entre cette membrane et les os sous-jacents.

D'après Bichat, chacun des ramuscules artériels ou veineux est accompagné par un prolongement cellulo-fibreux du périoste, qui leur forme une véritable gaîne. Ces prolongements sont plus apparents et plus forts, quoique moins nombreux sur les extrémités des os longs et sur les os courts, que sur le milieu des os longs et larges. On le conçoit facilement, d'après le volume plus considérable des vaisseaux qu'ils accompagnent.

Ils tapissent les conduits qui percent les os de part en part, et se perdent dans ceux qui se terminent dans sa substance. Ils pénètrent dans la cavité médullaire par le trou de l'artère nourricière, et établissent ainsi des rapports entre le périoste externe et la membrane intérieure.

Adhérences. — Dans l'enfance et la jeunesse où les tissus cellulaires, fibreux et vasculaires ont une ténacité peu considérable, l'adhérence du périoste à l'os qu'ils établissent principalement, doit être évidemment moins prononcée que dans la vieillesse. La prédominance de la vascularité chez l'enfant pourrait peut-être, *à priori*, faire croire à une disposition inverse; mais si l'on réfléchit que chez le vieillard les vaisseaux qui s'oblitèrent ne s'anéantissent pas, se transforment en cordons cellulo-fibreux, on comprendra que cette disposition est, au contraire, une circonstance qui sert à rendre plus solide l'adhérence du périoste aux os. Cette adhérence est plus forte sur le tissu spongieux, où les vaisseaux, plus volumineux et pénétrant jusques de l'autre côté de la lame compacte, établissent de plus nombreuses et de plus fortes communications entre le périoste et la membrane interne.

Une autre condition organique qui peut encore influer sur l'intimité de cette adhérence, est l'existence d'une lame cartilagineuse, que l'on trouve interposée au périoste et à l'os pendant toute la durée

du développement de l'individu. Alors les ligaments,
les tendons et les aponévroses qui d'abord se fixaient à
cette lame cartilagineuse, ou se confondaient avec son
tissu, semblent s'identifier avec l'os lui-même, et ren-
dent extrêmement intime l'adhérence du périoste qu'ils
ont traversé. J. L. Petit rapporte que, chez des scorbutiques, il trouva le périoste détaché de presque tous
les os du corps, « excepté, dit-il, au niveau des extrémités articulaires des os, là où s'inséraient les tendons.»
Indépendamment de ces adhérences générales, le périoste présente encore au niveau des articulations synarthrodiales, au niveau des cartilages d'encroûtement
des diarthroses et des trous du canal céphalo-rachidien, des connexions sur lesquelles il est utile de nous
arrêter un instant.

1° *Disposition du périoste au niveau des articulations
synarthrodiales.*

Il est un point facile à vérifier, c'est l'adhérence
intime du périoste au niveau de ces articulations. Tout
le monde sait combien le périoste adhère au niveau
des sutures du crâne; mais la raison de cette adhérence n'est pas aussi facile à donner.

Bordenave déclare positivement qu'elles tiennent
au prolongement du périoste lui-même, dans l'intervalle des surfaces osseuses. « Je ne nie point, dit-il,
« ces prolongements et les adhérences plus sensi-
« bles en ces endroits ; j'ajouterai même que ce qui

« forme la symphyse du menton dans les enfants nou-
« veau-nés, est une continuation sensible du périoste
« qui recouvre la mâchoire inférieure. » Il va jusqu'à
professer la même opinion pour l'union des épiphyses
des os longs avec leurs diaphyses.

Cette manière de voir n'a pas été adoptée par les
anatomistes modernes qui, du reste, n'ont pas beaucoup cherché à se rendre compte du fait, et se sont
contentés de dire que dans ce point il existait des
vaisseaux et des prolongements fibreux en nombre considérable, que ces organes établissaient ainsi, non-
seulement une adhérence, mais encore des relations
intimes avec la dure-mère.

2° *Disposition du périoste au niveau des cartilages*
d'encroûtement.

L'union des cartilages d'encroûtement avec les
surfaces osseuses qu'ils recouvrent est encore impar-
faitement connue. Bordenave croyait que le périoste
aminci se continuait au-dessous d'eux et leur ser-
vait de moyen d'union ; il fondait son opinion sur
ce que dans certaines maladies des articulations
diarthrodiales, il est possible d'enlever le cartilage
avec le périoste, et sur ce que dans les cas où ces
cartilages se détachent d'eux-mêmes, par suite d'une
affection des surfaces osseuses, ces dernières sont
recouvertes par une membrane tomenteuse qui présente
quelque analogie avec le périoste.

Les faits sont exacts, mais l'explication n'est pas rigoureuse. Tous les anatomistes modernes admettent que le périoste se continue avec le pourtour des cartilages ou y adhère, mais qu'il ne les tapisse pas. On le voit s'amincir brusquement à leur niveau. Par la macération, ou bien à la suite de quelque maladie des os, on peut, en enlevant cette membrane, enlever toute la calotte cartilagineuse, sous laquelle il est impossible de reconnaître le périoste prolongé. J'ai fait plusieurs fois cette expérience, toujours elle m'a donné le résultat que je signale.

3° *Disposition du périoste au niveau des trous du canal céphalo-rachidien.*

La dure-mère considérée à juste titre par un grand nombre d'anatomistes comme le périoste interne du crâne, ne peut soutenir cette comparaison, quand on l'étudie dans le canal vertébral. Dans le premier cas, elle adhère d'une manière intime aux os, sans aucun intermédiaire; dans le second, elle n'adhère qu'accidentellement et toujours par l'intermédiaire d'un tissu cellulaire ou fibreux, qui seul constitue alors le véritable périoste.

Mais quelle que soit la manière dont on envisage cette membrane, quel que soit le lieu où on la considère, on la voit toujours contracter avec le périoste une union intime au niveau des trous qui font communiquer le canal céphalo-rachidien avec l'extérieur. Au crâne, les trous optiques, la fente sphénoïdale, les trous grands ronds, petits ronds, ovales, déchirés an-

térieurs, carotidiens, déchirés postérieurs, condyloï-
diens antérieurs et souvent postérieurs, etc., laissent
passer des prolongements de cette membrane, qui se
continuent, d'une part, avec la gaîne fibreuse des nerfs
ou des vaisseaux; d'une autre part, avec le périoste.

Dans le canal rachidien, la même disposition s'observe, les fourreaux fibreux qui accompagnent à leur
sortie tous les nerfs vertébraux, se comportent comme
nous l'avons dit plus haut.

Surface externe. — Ainsi que nous l'avons indiqué
précédemment, la périoste est le point central du système fibreux. C'est à lui que viennent aboutir en dernier résultat presque toutes les aponévroses, les tendons et les ligaments. Leurs fibres s'entremêlent et se
confondent. Cependant les fibres longitudinales de
ces organes semblent traverser le périoste pour aller
s'implanter directement sur les os qui offrent pour
les recevoir, des cavités ou des saillies. Ces rapports d'insertion ne sont pas les seuls; un certain
nombre de muscles viennent y implanter directement
leurs fibres. Dans beaucoup d'autres lieux, un tissu
cellulaire et lamelleux double le périoste dans l'intervalle de faisceaux charnus et partout où ces organes exécutent des glissements.

Contigue sur une foule de points, autour du genou,
au-devant du tibia, sur le coude, à la couche sous-
cutanée, la face externe du périoste adhère alors d'une
manière assez intime au derme et à ses prolongements.

Enfin, dans d'autres circonstances, elle est, comme au crâne, séparée dans presque toute son étendue par un tissu cellulaire lâche qui permet le glissement des parties superficielles. Au niveau des coulisses tendineuses du pied et de la main, sous certains muscles qui exécutent des glissements, le périoste est immédiatement tapissé par des membranes synoviales. A la face interne des côtes, c'est la plèvre qui le double. Je ne parle pas du crâne où la dure-mère est immédiatement tapissée par l'arachnoïde; car la dure-mère ne fesant pas partie du périoste proprement dit, ce n'est pas ici le lieu de la décrire.

Il est encore une disposition importante que je ne dois pas négliger de noter : c'est la fusion, qui, dans certains points de l'économie, semble s'être opérée entre le périoste et les membranes muqueuses. Nous en trouvons des exemples dans les fosses nasales, le conduit auditif externe, le palais et les gencives. Les membranes pituitaires, palatines, gengivales, auriculaires qui tapissent ces organes, et qu'on appelle membranes fibro-muqueuses, sont réellement formées de deux éléments distincts, auxquels correspondent des maladies propres ; mais, par leur rapprochement, ces membranes acquièrent une vitalité mixte, si je puis m'exprimer ainsi, qui donne à certaines de leur lésions un caractère spécial.

De ce que nous venons de dire de la disposition anatomique du périoste, il résulte, je crois, que cette membrane n'est pas une membrane isolée, qu'elle se lie d'une manière intime à quelques organes voisins, surtout aux os ; à certaines muqueuses et à la dure-mère ; et que, dans l'étude de ces maladies, il sera difficile de ne pas faire quelquefois des incursions sur le domaine de ces organes. J'avoue que c'est dans le sujet ardu qui m'occupe une des plus grandes difficultés à vaincre.

PHYSIOLOGIE.

La structure du périoste indique suffisamment ses propriétés organiques. L'élément fibreux albuginé qui en forme la trame doit lui donner une force de résistance, une *ténacité* remarquables ; c'est, en effet, ce que l'on observe. Il faut un effort violent pour le déchirer, et des expériences curieuses de Troja ont démontré que la force de résistance d'un os revêtu de son périoste était de beaucoup supérieure à celle d'un os dénudé. Dans son livre *De ossium novorum regeneratione*, il l'estime, pour le cubitus, à un vingt-deuxième de la résistance de l'os lui-même (*erit propterea periostei totiùs coherentia ad coherentiam ossis ut 1 ad 22, et ampliùs neglectá vi delicet fractione.*)

Cette ténacité doit varier, comme on peut le conclure des détails de structure que nous avons exposés plus haut, selon le point où on l'observe. Sur les os courts, le périoste est plus rigide, d'un aspect moins ligamenteux, et par conséquent plus tenace que sur le corps des os longs et des os plats, en tenant compte cependant de la différence d'épaisseur.

L'extensibilité de nos tissus est souvent en raison inverse de leur ténacité, et le périoste ne fait pas exception à cette règle. Plus extensible que les tendons, les aponévroses, les ligaments, qui sont de la même famille, il ne jouit cependant pas de cette propriété à un très haut degré. On le voit s'allonger quand des tumeurs se développent sur les os, quand du pus, du sang se trouvent épanchés sous lui ; mais cet allongement ne s'étend pas très loin. Dans les fractures, le périoste est presque toujours rompu.

Une troisième propriété bien plus importante que les deux premières, et dont le développement relatif distingue d'une manière remarquable le périoste de la plupart des autres organes fibreux, c'est la *vitalité*. Ce que nous avons dit plus haut du nombre et de la disposition de ses vaisseaux nous dispensera d'insister longuement sur ce point. Nous dirons seulement que cette propriété suit ici, comme dans les autres tissus, les mêmes variations que la disposition organique qui lui donne naissance. Peu développée sur les os courts et les extrémités spongieuses des os longs, elle est à son plus haut degré sur la diaphyse de ces organes et sur les os plats. Elle semble être ainsi, comme l'a fait remarquer M. Velpeau dans son *Anatomie chirurgicale*, en raison inverse de la vitalité des os sous-jacents. Ceci, du reste, est assez facile à comprendre, quand on réfléchit que dans le tissu le plus vivant des os, le tissu spongieux, les vaisseaux pénètrent presque tous directement dans la substance osseuse, tandis que, pour la substance compacte, ils se tamisent préalablement dans la membrane d'enveloppe. Mais, dans ce dernier cas même, il ne faut pas s'exagérer la vitalité du périoste. M.Velpeau a fait observer depuis longtemps qu'une grande partie des vaisseaux de cette membrane la traversent sans s'y ramifier, et n'ajoutent conséquemment rien à sa vitalité. Les phénomènes vitaux sont beaucoup plus considérables dans le périoste que dans les os et les cartilages : cela est prouvé par la plus grande promptitude avec laquelle s'opère sa cicatrisation. Quand on a mis à découvert des fractures qu'on avait produites dans ce but sur des animaux, on a constamment observé que les bourgeons charnus qui se développent sur le périoste étaient tout formés, lorsque ceux fournis par la surface de l'os commençaient à peine à paraître. Il y a néanmoins encore une lenteur remarquable dans la vitalité de ce système, si on le compare à certains autres organes. Nous pouvons nous en convaincre en examinant les membres sphacélés, où la gangrène, aussi bien que l'inflammation qui la précède, fait des progrès rapides dans le tissu cellulaire, les muscles, tandis que le périoste reste encore sans altération. Le périoste, de même que les autres parties du système fibreux, est remarquable en ce qu'il ne contribue que rarement à la formation du pus. La matière qu'il fournit, quand il est enflammé, est le plus souvent une matière gommeuse (gommy exudation) ou osseuse. Bichat, cependant, me semble avoir exagéré cette idée en niant complètement la suppuration du périoste. Cette assertion d'abord est contraire aux faits, puisque l'on a vu souvent des abcès de cette membrane, et, de plus, elle est en contradiction avec nos connaissances sur la structure du périoste, qui, comme nous l'avons dit, indépendamment des nombreux vaisseaux qu'il renferme, contient aussi beaucoup de tissu cellulaire.

La *sensibilité* du périoste a été l'objet de vives discussions entre les physiologistes, et l'on n'est pas encore bien fixé sur ce point. Les anciens, qui confondaient toutes les parties blanches sous le nom commun de parties nerveuses, attribuaient au périoste, ainsi qu'aux tendons, aux aponévroses, une sensibilité des plus vives. Mais ces idées erronées ont disparu complètement, par suite des progrès de l'anatomie et de la physiologie expérimentale.

Bichat, dans son ingénieuse théorie sur la sensibilité spéciale de chaque tissu, tout en reconnaissant que le périoste est insensible à l'action des agents chimiques et physiques, pense que la distension, la torsion, peuvent développer chez lui, comme dans les ligaments et les tendons, une vive douleur. « Mettez à découvert, « dit-il, une articulation sur un animal, celle de la « jambe, par exemple, disséquez avec soin les organes « qui l'entourent, enlevez surtout exactement les nerfs « de manière à ne laisser que les ligaments, irritez « ceux-ci avec un agent chimique ou mécanique, l'a- « nimal reste immobile, et ne donne aucun signe de « douleur. Distendez après cela ces mêmes ligaments.

« en imprimant un mouvement de torsion à l'articu-
« lation, l'animal à l'instant se débat, s'agite, crie.
« Coupez enfin ces ligaments de manière à laisser
« toute la membrane synoviale qui existe ici sans cap-
« sule fibreuse, et tordez ces deux os en sens contraire,
« la torsion cesse d'être douloureuse. Les aponévroses
« les tendons mêmes, mis ainsi à découvert et tirés en
« sens opposé, produisent le même phénomène.» (Bichat ne parle pas du périoste, mais comme il applique
cette idée à tous les tissus fibreux parmi lesquels il décrit le périoste, la part de celui-ci s'y trouve implici-
tement.)

Sans admettre entièrement le résultat de ces expériences, tout en reconnaissant même qu'elles ne suffisent pas pour entraîner la conviction, j'avouerai
cependant que les raisons qu'on leur a jusqu'à présent
opposées, ne sont pas non plus à l'abri de toute critique.

Usker Pearsons dit, que le périoste étant séparé par
sa situation profonde, des agents extérieurs d'excitation
qui pourraient agir sur lui, soit mécaniquement, soit
chimiquement, il n'était pas nécessaire qu'il jouît,
comme la peau, d'une sensibilité propre à transmet-
tre l'impression de ces agents.

Nous avons vu plus haut que la plupart des anatomistes n'y reconnaissaient pas de nerfs. C'est une erreur, mais il n'en est pas moins vrai que leur ténuité
et leur rareté supposent toujours un faible développement de la propriété sensitive.

Le périoste, dit Bordenave, est à peine sensible, ex-

cepté dans quelques endroits où il y a des filets nerveux qui rampent à sa surface. Vérité que Haller a
établi dans un mémoire sur la sensibilité et l'irritabi-
lité et qui m'a été confirmée par des expériences parti-
culières.

Si la sensibilité du périoste peut être révoquée en
doute dans l'état physiologique, il n'en est pas de
même dans l'état pathologique. Il y a peu de douleurs
plus vives, plus intolérables que celles de certaines
périostites aiguës, de certaines périostoses. Tout le
monde connaît la douleur atroce du paronychia.
Dans cet état le périoste peut irradier de nombreuses sympathies. « Dans certaines périostoses
« qui n'occupent qu'une petite surface, dit Bichat
« (A. G. 222), la totalité du périoste resté sain, devient
« douloureuse. A la suite d'une piqûre, d'une meur-
« trissure du périoste, souvent la totalité du membre se
« gonfle et devient douloureuse. Dans les affections de
« la dure-mère, souvent l'œil s'affecte et ne peut sup-
« porter le contact de la lumière, phénomène qui peut
« dépendre aussi de la communication du tissu cellu-
« laire, mais qui certainement est quelquefois sympa-
« thique. »

Bichat cite encore des exemples de sympathies organiques. « Si, dit-il, la dure-mère est enflammée,
« l'inflammation se manifeste souvent au péricrâne et
« réciproquement. » L'irritation d'une étendue peu
considérable du périoste enflamme et fait suppurer
l'organe médullaire.

RÉGÉNÉRATION DU PÉRIOSTE.

Le périoste jouit encore d'une propriété qui lui est commune avec tous les organes celluleux, fibreux et osseux, c'est celle de se reproduire quand il a été détruit. Des os dénudés de leur périoste dans une étendue plus ou moins considérable, et qui ne sont point exfoliés ou nécrosés, se recouvrent d'une matière organique amorphe, sorte de lymphe plastique qui suit dans le développement de son organisation les phases décrites par tous les anatomo-pathologistes dans le tissu inodulaire. A mesure que cette matière organisable a revêtu la forme d'une membrane, ses vaisseaux se mettent en rapport avec ceux de l'os et des parties voisines, et elle remplit à leur égard les mêmes usages que le périoste lui-même, dont il est du reste impossible de la distinguer au bout d'un certain temps.

Haller qui a fait sur les fractures de nombreuses expériences, dit avoir vu le périoste détruit se régénérer sur le cal, mais seulement après la formation de ce produit morbide. Macdonald au contraire conclut d'une série d'expériences faites dans le but d'éclairer la question, que le périoste se régénère d'abord et que c'est après sa régénération qu'il travaille à celle de l'os.

USAGES DU PÉRIOSTE.

Organe fibreux et vasculaire, le périoste doit avoir

des usages en rapport avec ces dispositions anatomiques. Sa texture fibreuse, en effet, le rend apte à des fonctions de résistance passive, tandis que d'autre part sa vascularité lui permet de jouer un rôle actif dans une foule de phénomènes vitaux.

1° *Fonctions de résistance ou passives.*

Nous pouvons les ranger sous deux chefs : usages d'insertion, usages de protection.

Par sa face externe, comme nous l'avons vu plus haut, le périoste reçoit l'insertion des ligaments, des aponévroses, des tendons, des fibres musculaires. Ces divers organes s'arrêtent quelquefois sur lui; d'autre fois traversent son tissu pour aller s'implanter plus profondément sur l'os. Mais dans ce dernier cas même, avant de s'insérer définitivement, ils s'épanouissent en pénétrant à travers son tissu, s'entremêlent avec ses fibres, de manière à rendre leur insertion plus large et plus solide.

2° *Usages de protection.*

C'est à l'égard des os que le périoste remplit cet usage. Il les recouvre de son tissu élastique et moelleux, les protège contre l'action vulnérante des corps extérieurs, permet le glissement des organes voisins, etc. Mais cette fonction n'est pas exclusivement mécanique, la vitalité de cette membrane y joue un rôle important. Quand des frottements durs ont lieu sur un os, par le fait d'un tendon, d'un ligament, le périoste secrète à son intérieur une lymphe plastique, quelquefois du cartilage qui le rend plus épais, plus ferme, et par conséquent plus apte à protéger l'os sous-jacent. D'autres fois, quand une tumeur inflammatoire ou autre menace par ses progrès de détruire l'os voisin, le périoste devenant le siége d'un travail actif, secrète entre l'os et lui une matière organique qui s'ossifie et s'oppose efficacement aux progrès de la maladie. Les tumeurs cancéreuses du voisinage des os développent fréquemment ce phénomène.

FONCTIONS VITALES.

Les fonctions vitales du périoste sont les plus nombreuses et les plus dignes d'intérêt. Nous les considérerons dans leurs rapports : 1° avec le développement des os ; 2° leur nutrition ; 3° leur consolidation ; 4° leur régénération.

1° Usages du périoste relatifs au développement des os.

Cet usage a beaucoup occupé l'attention des physiologistes, surtout depuis que, comparant la formation des os à celle des arbres, où tous les ans une couche ligneuse vient se surajouter à l'ancienne, Duhamel émit l'opinion que le développement des os était dû à l'ossification des lames internes du périoste. Une des principales expériences sur lesquelles

il basait son opinion consistait à nourrir un animal
d'aliments mêlés de garance. Au bout d'un temps variable, et généralement très court, on voyait les
couches superficielles de l'os devenir rouges. Si l'on
suspendait pendant quelque temps l'usage de cette
substance, il se formait une autre couche blanche ; si
on la reprenait, une nouvelle couche rouge apparais-
sait, et ainsi de suite. Ce fait prouve l'accroissement
des os par couches successives, mais non pas l'ossification des lames internes du périoste.

Cette opinion, combattue par Bordenave, ne soutient pas la discussion à l'égard des os longs. Pour démontrer que ce ne sont pas les lames les plus internes
du périoste qui se transforment en os, il suffit de jeter
un coup d'œil sur le développement de l'ossification
dans les cartilages épiphysaires de ces os. Des points
osseux occupent le centre du cartilage, et s'allongent
peu à peu dans tous les sens. Dans certains os plats,
ceux de la tête surtout, où l'œil a peine à reconnaître
du cartilage dans l'intervalle des deux membranes, il
est plus difficile de donner une démonstration aussi
rigoureuse. Haller, Bichat, tombant dans un excès opposé, disent que cette membrane est tout-à-fait étran-
gère au développement des os. C'est entre ces deux
opinions extrêmes que se trouve la vérité.

Déjà, depuis longtemps, Spigélius avait remarqué
que les os de la tête étaient membraneux avant de
prendre la nature osseuse, et que les os longs étaient
au contraire cartilagineux. Il dit : *Processus inferni fe-*

moris tibiæ etc, priùs toti gignuntur cartilagineæi ante-
uqam ossei evadeant ; alia verò ossa perfectionem sua-
rum extremitatum acquirunt per appositionem (Bordenave, 207). On voit par cet exposé que Spigélius a pensé
que la membrane ne passe point à l'état d'os ou à l'état
de cartilage directement, mais que l'ossification dépend
de l'apposition du suc osseux qui, dans les os plats,
s'arrange par linéaments et par rayons différemment
disposés, comme les aiguilles de la glace naissante, et
qui, dans les extrémités des os longs, commence
l'ouvrage de la nature par la formation d'un germe osseux. Ainsi, l'apposition du suc osseux, comme dit
Bordenave, est la trame de l'ossification, et celle-ci ne
dépend pas du changement des membranes en os.

Cette opinion est celle qui paraît maintenant la plus
généralement adoptée, à quelques modifications près.

En disant que l'accroissement des os se fait par l'ossification successive des lames les plus intérieures du
périoste et peut-être aussi en filtrant un suc capable
de les endurcir et de les réparer quand ils sont endom-
magés, Sabatier se rapprochait davantage de l'opinion
ancienne. Mais Béclard et M. Cruveilhier, ont repro-
duit presque textuellement les paroles de Spigélius.
Voici comment s'exprime Béclard : l'accroissement des
os a lieu d'une manière évidente par l'addition successive de nouvelle substance osseuse autour de celle qui
a été fournie la première. L'accroissement en épaisseur
a lieu dans tous les os par un même procédé. Le périoste
très vasculaire jusqu'à cette époque, secrète et dépose

entre ses fibres et la surface de l'os, de la substance osseuse, muqueuse d'abord, puis dure qui, s'ajoutant ainsi successivement à la surface, augmente l'épaisseur de l'os.

L'allongement rapide qui a lieu avant la soudure des épiphyses, dépend évidemment d'une addition de substance osseuse au bout du corps de l'os, comme le prouve les expériences de Hunter.

M. Cruveilhier dit que les os présentent deux modes d'accroissement : 1° le mode interstitiel et par intussusception qui leur est commun avec tous les autres tissus; 2° par le mode de juxta-position.

Or, si les os s'accroissent par juxta-position, en envahissant successivement les lames des cartilages qui leus sont appliquées, il faut que ce cartilage se renouvelle, et c'est là précisément le rôle du périoste. Pendant toute la durée de l'ostéose, il secrète par sa face interne, un suc muqueux ou cartilagineux qui sera plus tard destiné à faire les frais de l'ossification. Telle est au moins la manière dont on conçoit maintenant le rôle du périoste. Il est une objection cependant qui me paraît sérieuse ; c'est que, entre la diaphyse et l'épiphyse des os longs, le cartilage se renouvelle aussi bien qu'à l'extérieur, et là nous n'avons pas de périoste, à moins que nous n'admettions avec Bordenave, que le périoste se continue entre ces deux parties.

Une autre question encore a été soulevée : c'est celle de savoir si le périoste sert, comme le pensent la plupart des anciens auteurs et Duhamel entre autres, à limiter les os, ou à leur donner leur configuration.

Bordenave combat encore cette opinion sans donner cependant de très bonnes raisons; je crois du reste cette question un peu oiseuse. Tous les organes en effet ont en eux une force formatrice qui n'a pas besoin pour se limiter de moules extérieurs, leur figure est déterminée à l'avance; ce n'est pas de l'enveloppe qu'elle dépend, ce serait bien plutôt la forme de l'organe qui déterminerait celle-ci.

2° Usages du périoste relatifs à la nutrition des os.

Les anatomistes anciens, qui faisaient jouer au périoste un rôle si important dans le développement des os, devaient aussi lui en assigner un également important dans le phénomène de leur nutrition. C'est ainsi même que l'on explique l'opinion qui si long-temps a régné dans la science, sous le point de vue de la dénudation des os. Puisque le périoste était l'organe essentiel de la nutrition de ces parties, sa destruction devait nécessairement entraîner la nécrose. De nombreux faits, que nous examinerons plus bas à l'article *décollement du périoste*, démontraient cependant tous les jours la fausseté de cette opinion. Des explications évasives furent proposées, et il en est une qui trouve encore quelques défenseurs, je veux parler de l'exfoliation insensible. Cependant, même avec cette explication, on était obligé d'admettre que l'os continuait à vivre, puisqu'en tout cas l'exfoliation n'avait lieu que dans les lames les plus superficielles. D'un autre côté, Haller me semble être allé beaucoup trop loin quand il a dit que le périoste n'a pas ce qu'il faut pour nourrir les os, qu'il est blanc, et que ses vaisseaux sont invisibles, pendant que ceux du corps de l'os sont des plus apparents. Troja, en disant que la moelle était l'organe nourricier des os longs, était aussi trop exclusif. Il se basait sur des expériences consistant à enlever la moelle.

Les travaux modernes sur la structure des os, sur les canaux et les fluides qui les parcourent, nous permettent non seulement de rétablir les faits, mais encore de nous rendre compte du mode de nutrition des os et de l'importance du périoste dans cette fonction.

Les os, avons nous dit, reçoivent des vaisseaux, dont les uns pénètrent directement dans ces organes; ce sont les vaisseaux du premier ordre ou médullaires des os longs, et les vaisseaux du second ordre ou des os spongieux. Les autres ne s'introduisent dans l'os qu'après s'être tamisés dans le périoste, ce sont les vaisseaux de la substance compacte. Tous ces vaisseaux s'anastomosent entre eux et peuvent, par conséquent, à la rigueur, se suppléer mutuellement. Mais il n'en est pas moins vrai que chacun d'eux a sous sa dépendance une certaine zône qui lui est plus spécialement affectée. Or, si nous détruisons une portion de périoste, qu'arrivera-t-il? sur un os court ou sur l'extrémité d'un os long, rien, ou peu de chose. Les vaisseaux

intérieurs et les larges anastomoses vasculaires suffi-
ront pour suppléer à la destruction du petit nombre
de vaisseaux brisés. Dans les os plats, dans les os
longs où la substance compacte, très épaisse a besoin
de ses deux appareils vasculaires pour se nourrir, où
les anastomoses sont moins nombreuses et moins
larges, la destruction du périoste pourra facilement
entraîner la mortification de la lame superficielle. Nous
verrons plus bas qu'il ne faut pas cependant exagérer
cette conséquence. Relativement aux os courts, il ne
faudrait pas non plus affirmer qu'il ne surviendrait
rien de la destruction de cette membrane. Les expériences à ce sujet ne peuvent être probantes, parce
qu'en détruisant le périoste, on enlève presque nécessairement les vaisseaux qui pénètrent dans les trous
du second ordre. C'est donc par les vaisseaux qu'il
envoie dans les os, et non par la sécrétion d'un suc
particulier, que le périoste est important dans l'acte
de nutrition des os. Et, dans les os, comme probablement dans tous les organes, la nutrition se fait à l'intérieur par l'intermédiaire de la circulation artérielle.

3o *Usages du périoste dans la consolidation des os.*

La divergence d'opinions que nous avons signalé
relativement au rôle du périoste dans le développement
et la nutrition des os se retrouve absolument la même
à l'occasion de la consolidation du tissu osseux, ou de
la formation du cal. Les observateurs qui, comme Haller

et Bichat, niaient toute participation du périoste au développement et à la nutrition des os, ne pouvaient sans tomber dans une contradiction flagrante admettre sa participation dans la consolidation des fractures. Ceux au contraire qui, comme Duhamel, faisaient jouer à cette membrane un rôle si actif dans ces diverses fonctions, devaient lui attribuer une importance presqu'exclusive. D'autre part, il est facile de prévoir que les modernes qui déjà s'étaient prononcés pour une opinion mixte entre ces deux extrêmes, conserveraient la même position dans cette circonstance. C'est en effet ce qui a eu lieu.

Jetons un coup d'œil rapide sur ces diverses opinions.

Haller, d'accord à peu près avec l'opinion professée par Hippocrate, Galien et la plupart de leurs successeurs, attribuait le cal à un suc provenant des surfaces fracturées, et de la moelle, suc qui s'épanche autour des fragments, s'épaissit par degré et devient cartilagineux, puis osseux, tandis que le périoste concourt au rétablissement de la continuité de l'os rompu. Il dit en décrivant le mode de formation du cal, que cette opération ressemble à l'ossification elle-même. Il appuie son opinion sur un grand nombre d'expériences faites par Dethleef sous sa direction. Quant au périoste, il dit qu'il n'apparaît que quand le cal est formé, qu'il ne précède pas la formation du cal, mais qu'il la suit et qu'il ne renaît que quand le cal est bien avancé.

Bichat ne voyait dans le cal qu'une cicatrisation

ordinaire par développement de bourgeons charnus,
et le périoste pour lui ne jouait pas même un rôle accessoire dans ce phénomène.

Duhamel, au contraire, professe que le cal se forme
sur les fractures, précisément comme les feuillets osseux qui contribuent à l'augmentation d'épaisseur des
os sains, c'est-à-dire, qu'il est dû à l'ossification des
lames internes du périoste : « Ces lames, dit-il, doivent-
« elles être distinguées des lames extérieures du pé-
« rioste? celles-ci sont-elles destinées à rester toujours
« périoste pendant que les couches intérieures seront
« destinées dès leur origine à former des couches os-
« seuses? Ce sont des questions sur lesquelles je ne
« puis me prononcer. »

Il ajoute que souvent le périoste interne concourt
avec le périoste externe à la réunion des fragments, et
que ce dernier forme autour de la fracture une virole
tantôt simple, tantôt double.

Les observateurs modernes, parmi lesquels je citerai
surtout Dupuytren, M. Breschet, Hunter, Hoswip,
admettent dans la formation du cal, la participation
non seulement du périoste et des os, mais encore des
parties molles voisines. Selon leurs expériences, il
exude de toutes les parties contuses, un liquide d'abord
sanieux, puis blanchâtre et visqueux (la lymphe plastique), qui s'épanche dans le canal médullaire entre
les fragments et à l'entour, se condense peu à peu, et
devient ensuite le siége d'un travail d'ossification auquel participe beaucoup le périoste. Je ne parle pas de

la succession des phénomènes qui amènent le cal à son état de perfection : cela m'éloignerait trop de mon sujet.

4° Usages du périoste dans la régénération des os.

Le périoste agit encore ici comme membrane vasculaire, et les opinions relatives au rôle qu'il remplit dans cette fonction ne présentent pas la même divergence que pour les autres usages. Personne en effet ne peut nier absolument l'influence de cette membrane dans la formation des productions osseuses que l'on observe dans les nécroses. Ce n'est pas dire pour cela que tous les observateurs soient du même avis.

Nous allons passer rapidement en revue la série d'expériences intéressantes publiées depuis Troja jusqu'à nos jours.

Si l'on détruit sur le tibia d'un pigeon, dit Troja, toute la moelle que renferme sa cavité cylindrique, on trouve au bout de sept jours que le tibia s'est détaché de toutes les parties environnantes, et qu'il est recouvert d'un nouvel os qui le renferme comme une espèce de gaine épaisse dans laquelle il est presque flottant. L'épiphyse quitte l'ancien os, dont elle faisait partie, s'unit au nouveau cylindre, et en forme l'extrémité supérieure. Nul dérangement n'a lieu dans l'articulation, les ligaments, les tendons font corps avec le nouvel os. — Sur les chiens et autres animaux, le résultat est le même que sur les pigeons.

De ses premières expériences Troja concluait que la formation du nouvel os commençait par la sécrétion et le dépôt d'une matière gélatineuse entre les lames du périoste externe, que cette matière se solidifiait, qu'elle se convertissait en cartilage, puis s'ossifiait et *que la lame interne du périoste* en changeant de nature, constituait la membrane médullaire du nouvel os.

La doctrine de Troja fut admise avec diverses restrictions par David, Chopart, Blumenbach. Cependant elle fut combattue en France par Brun, chirurgien de Toulouse. Ce dernier, se fondant sur des expériences, prétend que lors de la destruction de la moelle, il n'y a qu'une partie de la substance compacte qui se nécrose, et que dans la partie restée saine il s'établit un travail qui a pour but la formation d'une exostose, laquelle n'est autre chose que ce que Troja avait pris pour un os nouvellement formé. D'où il suit qu'il n'y a pas de régénération proprement dite, mais transformation ou plutôt intumescence d'une partie préexistante. Cette explication qui restreignait l'importance du périoste dans la régénération des os, rappelle l'observation de Celse, d'après laquelle il s'éléverait de la surface des os des bourgeons charnus destinés à remplir la déperdition de substance.

Elle suggéra à Ludwig une nouvelle doctrine par laquelle il attribue la régénération de l'os non au périoste, que cet auteur avait vu détruit dans un cas de nécrose, mais aux deux épiphyses restées saines. Cette opinion fut adoptée par Russel qui, partant aussi d'observations et d'expériences, soutînt que l'intégrité du périoste n'est point nécessaire à la formation du nouvel os et que la substance osseuse elle-même produit les bourgeons charnus destinés à s'ossifier par la suite.

A la fin du dernier siècle, Macdonald entreprit une série d'expériences propres à augmenter l'importance du périoste dans la régénération des os. Répétant les expériences de Troja sur la destruction de la membrane médullaire, il obtint, comme lui, un nouvel os qui renfermait l'ancien comme un étui. Au quinzième jour de l'expérience, cet os avait acquis son développement parfait. Les deux périostes étaient formés, mais plus épais qu'à l'ordinaire ; le séquestre était moins épais, mais encore très vasculeux. Le nouvel os d'une dureté remarquable adhérait fortement aux anciennes épiphyses.

Pour indiquer avec précision la part que prend le périoste à l'ossification nouvelle, Macdonald constitua d'autres expériences qui lui apprirent qu'après sa destruction, le périoste se régénérait lui-même à la faveur d'un tissu cellulaire ambiant, et qu'une fois régénéré, il travaillait à la formation du nouvel os, de la même manière que l'ancien. Nouvelle preuve, dit-il, de la part éminente qu'il prend à l'ostéogénie accidentelle. Cette importance fut mise au grand jour par les expériences de M. Cruveilhier qui en passant des corps étrangers entre l'os et le périoste, les vit incrustés au bout d'un mois d'une substance ostéo-cartilagineuse.

Cependant Troja, auteur des premières expériences sur la régénération des os, les répéta dans les derniers temps de sa vie, et après un intervalle de trente-neuf ans depuis ses premiers travaux. Il modifia alors ce qu'il avait avancé dans ses premiers ouvrages, principalement sur ce qu'il avait pris pour la lame interne du périoste. Mieux instruit, il put se convaincre qu'elle n'était autre chose que la couche la plus interne du cylindre osseux, conservant son intégrité pendant la destruction du périoste externe ; Troja vit, d'autre part, que dans les cas où la membrane médullaire était détruite, le cylindre osseux ne se nécrosait que jusqu'aux couches les plus superficielles, de sorte que celles-ci concouraient avec le périoste externe à la formation du nouvel os (Lobstein, 251). D'où il suit que la substance osseuse elle-même partage avec les deux périostes la fonction génératrice.

Tandis que des expériences si nombreuses et si variées tendaient à fixer la part que prennent à l'ostéogénie accidentelle les différents tissus qui constituent l'os, un nouvel expérimentateur, M. Charmeil, fit voir que la présence et l'intégrité de toutes ces parties n'étaient pas rigoureusement nécessaires à cette fonction régénératrice, puisqu'après la destruction simultanée des deux périostes, les parties molles les plus voisines et les plus immédiatement en contact avec l'os, se chargeaient de la sécrétion d'une matière plastique, laquelle imprégnant même les muscles, les tendons, etc., s'épanouissait, devenait cartilagineuse, et finissait par s'ossifier. Cet auteur a même vu dans le cas de résection d'une portion de la diaphyse d'un os, la régénération s'accomplir par les deux bouts restants des extrémités articulaires.

Enfin deux autres expérimentateurs , MM. Midney et Kortum , ont constaté par de nombreux essais, la part que prennent à la régénération de l'os toutes les parties vivantes et jouissant de leur intégrité organique, telles que le périoste, la moelle, les lames osseuses externes et internes, les épiphyses, le tissu cellulaire ambiant, les couches profondes des muscles. M. Heine, à la suite d'une longue série d'expériences pratiquées à l'aide de son ostéotôme, et dont il a publié les résultats dans la *Gazette Médicale* 1837, 388, est arrivé à des conclusions analogues.

De la comparaison de ces diverses expériences , je crois qu'il est permis de conclure que le périoste et la moelle sont les organes principaux de la reproduction des os, à la suite de la nécrose. Je vais en indiquer en peu de mots le mécanisme. Quand les lames superficielles de l'os sont seules nécrosées , le périoste se tuméfie et s'enflamme, il se détache de l'os dans le point correspondant à la nécrose, mais il reste adhérent vers les limites de la maladie. La matière organisable déposée à sa face interne devient le siége de l'ossification accidentelle, l'os nécrosé se trouve enfermé dans un os nouveau, et forme un séquestre invaginé. Il en est de même quand l'os est nécrosé dans toute son épaisseur. Cet os nouveau et le périoste qui le recouvre se perforent toujours dans quelques points variables pour la position et le nombre. Ces ulcérations, appelées *cloaques*, donnent issue au pus, et souvent au fragment nécrosé lui-même.

Dans la carie, le périoste n'est jamais le siége d'un travail aussi complet, aussi régulier, cependant il ne reste pas toujours inactif. A la surface des os, entre eux et le périoste, dans le point où ils sont boursoufflés et poreux, on rencontre assez souvent de petites plaques écailleuses, des espèces de stries de nature osseuse, rudiments incomplets des os nouveaux qui se forment autour des véritables séquestres. C'est surtout dans les cas de carie étendue de la colonne vertébrale qu'on voit ces jetées apparaître et remplacer quelquefois plusieurs corps de vertèbres complétement détruites.

MALADIES DU PÉRIOSTE.

Quand on considère que le périoste, étroitement uni aux os, dont il est, pour ainsi dire, partie intégrante, se trouve, comme eux, étendu dans toutes les régions du corps, en contact avec une foule d'organes différents, et exposé par conséquent à participer aux lésions nombreuses dont ils sont le siége ; quand, d'autre part, on le voit doué d'une vascularisation des plus actives, circonstance éminemment propre à favoriser le développement de phénomènes morbides nombreux, on doit présumer que son *histoire pathologique*, riche en faits de tous genres, a beaucoup occupé l'attention des médecins. Cependant, si l'on consulte les meilleurs ouvrages, tant anciens que modernes, si l'on dépouille les collections de thèses, de publications périodiques, on ne trouve que des matériaux assez rares, épars çà et là, le plus souvent sous des noms différents, et presque jamais de traités *ex professo*, je ne dis pas sur l'ensemble des maladies de cet organe, car il n'en existe pas un seul, mais sur les points les plus importants de son histoire.

A quoi cela peut-il tenir ? Serait-ce à la rareté de ces affections ? Mais nous avons vu que les conditions anatomiques de cette membrane devait les faire présumer fréquentes, et nous verrons plus tard qu'en effet elles sont nombreuses et variées.

Serait-ce à l'obscurité de leurs symptômes? Mais plusieurs d'entre elles se manifestent par des signes non équivoques ; d'un autre côté, les altérations anatomiques qui les constituent subsistent après la mort, et sont généralement faciles à constater. Ce n'est pas non plus à cause de leur peu d'importance, puisqu'il en est qui appartiennent aux affections les plus graves de l'économie, et que la plupart des autres ont une marche habituellement longue et douloureuse.

Je pense qu'une des raisons principales de cette espèce d'abandon, est la confusion qu'on a faite de ces maladies avec celles des organes voisins, et surtout des os. Qu'un agent extérieur, par exemple, détermine une lésion traumatique du périoste, la maladie s'appellera contusion des parties molles, contusion de l'os, dénudation du crâne, etc. Quant au périoste, il n'en sera pas question.

La périostose même n'a-t-elle pas été confondue pendant des siècles, et ne l'est-elle pas encore souvent avec l'exostose? Nous voyons tous les jours décrire comme des caries des nécroses sans exfoliation, de simples abcès sous-périostiques ; sous le nom d'érysipèle de la tête, des inflammations diffuses du péricrâne ; enfin, la plupart des tumeurs fongueuses, cancéreuses, sont rapportées aux ostéo-sarcômes, aux polypes de quelque membrane muqueuse, etc.

Il en résulte que les éléments de l'histoire pathologique de cet organe se trouvent disséminés, et que pour les rassembler et en faire un corps de doctrine, il faut aller dans la description d'une foule de maladies diverses, glaner pour ainsi dire quelques mots, quelques observations jetées en passant au milieu de mille autre choses qui n'y ont aucun rapport. Il faudrait de longues et pénibles recherches pour recueillir tous ees matériaux ; le temps ne m'a pas permis de remplir cette tâche dans toute son étendue, je me suis contenté d'établir une classification générale de ces maladies, de tracer les traits principaux de chacune d'elles, laissant à d'autres la tâche de compléter chaque tableau par l'addition de nouveaux faits.

Nous avons dit que les maladies du périoste sont nombreuses et variées, notre premier soin pour mettre de l'ordre dans leur description, est donc de les classer d'une manière méthodique.

On sait combien est difficile une bonne classification, il suffit pour s'en convaincre de jeter un coup d'œil sur celles adoptées par nos meilleurs auteurs pour l'étude des diverses maladies ; je n'ai donc pas la prétention d'en établir une parfaite. Celle que je présente n'est pas exempte d'inconvénients, mais elle a le grand avantage d'être simple et facile à concevoir.

Je diviserai les maladies du périoste en lésions traumatiques et lésions organiques. La première classe comprendra les contusions et les plaies. Dans la deuxième qui est la plus nombreuse nous rangerons : 1° la périostite aiguë et chronique ; 2° les différentes lésions organiques, telles que tumeurs gommeuses, osseuses, purulentes et fongueuses.

CHAPITRE PREMIER.

LÉSIONS TRAUMATIQUES DU PÉRIOSTE.

Le périoste est soumis à l'action traumatique de deux ordres d'agents; les uns appartiennent à l'organisation elle-même, les autres aux corps extérieurs. Dans les fractures, dans les luxations, cet organe peut être froissé, contus ou lacéré, tout aussi bien que par l'effet d'un corps vulnérant externe; mais la différence des résultats est telle que je crois devoir en faire deux paragraphes distincts.

1º *Lésions traumatiques du périoste dues à un agent intérieur.*

Causes.—L'union intime que le périoste contracte avec les os, fait que ces organes ne peuvent guère éprouver de solution de continuité sans que lui-même ne soit lacéré. Cependant on a vu quelques fractures sans déchirure du périoste : j'en citerai un cas remarquable que j'ai eu l'occasion d'observer dans le service de M. Dupuytren en 1832.

Obs. première. — Un maçon, âgé de 22 ans, tomba du haut d'un échafaudage, il se fit en tombant plusieurs blessures graves, entre autres une fracture du crâne dont il mourut, et une fracture transversale du tibia du côté droit. Pendant la vie, la douleur fixe, et de nature spéciale, accompagnée d'un léger gonflement sur la face interne de la jambe, avait fait soupçonner à M. Dupuytren, une fracture; il n'y avait ni mobilité ni crépitation; on dut rester dans le doute. Après la mort, qui eut lieu le quatrième jour, M. Dupuytren, curieux d'examiner la lésion, fit l'autopsie devant tous les élèves. Après avoir incisé la peau, dénudé le tibia qu'il tenait isolé dans sa main, il déclara qu'il n'y avait pas fracture, le périoste était intact; seulement un peu ecchymosé. Mais un instant après, quand il eut dépouillé l'os d'une partie de sa membrane, il reconnut une fracture complète sans le moindre déplacement. Au crâne, des faits semblables ont été plusieurs fois observés. Mais habituellement, la fracture d'un os détermine la déchirure et la lacération du périoste; les fragments osseux en sont dépouillés quelquefois dans l'étendue de plusieurs pouces, et, chose remarquable, il ne survient presque jamais d'accidents sous l'influence de cette lésion.

On sait que les fractures les plus comminutives où les os et les parties molles sont comme broyées, guérissent quelquefois avec autant de facilité que les fractures simples; dans ces cas cependant, le périoste est lacéré dans tous les sens.

Nous pouvons donc établir cette proposition, que les lésions traumatiques du périoste produites par les fractures n'ont habituellement aucune gravité. La cicatrisation se fait comme celle de toutes les autres parties molles avec lesquelles il concourt à la formation du cal.

Dans les luxations, il est rare que le périoste soit déchiré, mais la tête d'un os sorti de sa cavité peut venir appuyer sur un os voisin et comprimer le périoste qui le revêt. Il en résulte une contusion sous l'influence de laquelle se développe une inflammation chronique accompagnée de ramollissement de l'os, de sécrétion de matière osseuse au-dessous de la membrane. Nous aurons plus tard occasion de revenir sur ce point.

2° *Lésions traumatiques produites par des corps extérieurs.*

Dans beaucoup de points de l'économie, le périoste est, par sa position profonde au milieu des parties molles, à peu près à l'abri de l'action vulnérante des corps extérieurs; mais il y a certaines régions où, placé plus superficiellement, il s'y trouve au contraire fort exposé. Son application immédiate sur des parties résistantes, les os, favorise même alors l'action de ces corps, en leur offrant un point d'appui solide. La face antérieure du tibia, toute la surface supérieure du crâne, nous en offrent des exemples.

Ces lésions se présentent sous plusieurs formes, que nous diviserons en contusions et solutions de continuité.

1° *Contusion du périoste.*

Comme dans tous les organes, la contusion peut se présenter dans le périoste à plusieurs degrés d'intensité; nous ne la suivrons pas dans toutes les nuances indiquées par M. Velpeau, pour d'autres organes complexes où cette distinction était nécessaire; nous nous contenterons d'en faire deux groupes : 1° contusion simple; 2° contusion avec décollement. Ces deux variétés ont quelquefois des causes à peu près analogues : cependant leur action n'est pas toujours absolument la même. Qu'un agent vulnérant heurte avec force le crâne, le tibia, si son action est perpendiculaire à l'organe blessé, les parties molles et le périoste seront contus, peut-être même broyés, rarement décollés, ou si le décollement a lieu, il ne sera que secondaire, et produit par un épanchement sanguin à la surface de l'os. Si la cause traumatique, au contraire, agit avec une certaine obliquité, son action se décomposant en deux directions, l'une perpendiculaire, l'autre parallèle, produira la contusion d'abord, puis fera glisser le périoste sur l'os, en rompant les liens qui les unissent; c'est dans ces circonstances que peuvent se former les bosses sanguines profondes, dont nous parlerons tout à l'heure.

Anatomie pathologique. — Dans la contusion, les fibres du périoste sont violemment pressées, les vaisseaux sanguins qui le parcourent sont rompus, le sang qui s'en échappe s'infiltre dans la trame de la membrane elle-même ou dans les parties voisines ; son tissu, quelquefois broyé, peut être réduit en bouillie.

Mais ces lésions ne sont jamais isolées ; les parties voisines, soumises à la même action vulnérante, ont presque toujours subi des altérations semblables, et même plus prononcées à cause de la délicatesse plus grande de leur tissu. Les lames superficielles des os sous-jacents sont ordinairement intéressées à un degré variable.

Symptômes. — Il en résulte le plus souvent une complication telle, dans les phénomènes morbides, que la lésion du périoste reste méconnue. Ainsi, dans les premiers instants de la blessure, une douleur vive se manifeste, un épanchement sanguin infiltre les parties voisines, comment distinguer ce qui appartient au périoste de ce qui est dû aux autres tissus ? Le périoste n'ayant qu'une sensibilité obscure ou nulle, que des fonctions chroniques, si je puis m'exprimer ainsi, il devient impossible de reconnaître positivement sa lésion primitive. Plus tard, quand apparaissent des phénomènes secondaires, la chose devient moins obscure ; mais comme nous les étudierons plus tard chacun en particulier, nous nous contenterons de les indiquer en parlant des terminaisons.

Terminaisons. — La terminaison la plus ordinaire de la contusion du périoste est probablement la résolution, bien qu'il soit impossible d'établir cette proposition d'une manière positive, à raison de l'absence de symptômes primitifs appréciables. Elle s'opère comme dans toutes les autres parties molles vasculaires.

Mais si cette terminaison heureuse est la plus fréquente, elle n'est malheureusement pas la seule, et la contusion du périoste peut donner naissance à une foule de lésions graves. C'est même sous ce point de vue que son étude est réellement intéressante. Il n'est presque aucune maladie organique de cette membrane ou des os sous-jacents, qui ne puisse avoir son point de départ dans cette lésion. Ainsi, la périostite aiguë ou chronique, circonscrite ou diffuse, l'induration du périoste, les abcès, les tumeurs diverses de cette membrane, la carie, la nécrose, la reconnaissent souvent pour une de leurs causes principales.

Traitement. — La gravité des conséquences de cette lésion doit engager les médecins à les surveiller avec grande attention, si les phénomènes primitifs tardent un peu à la dissiper ; il ne faut pas hésiter à aider la nature par un traitement énergique, dont la saignée et les antiphlogistiques formeront la base. C'est au crâne surtout qu'il importe d'insister sur cette médication, à cause des relations intimes qui unissent le périoste et la dure-mère.

2o *Contusion avec décollement du périoste.*

En parlant du mode d'action des corps vulnérants pour produire la contusion simple, nous avons dit comment ils agissaient pour décoller le périoste. Ce décollement, avons-nous dit, est dû à la combinaison de deux forces : l'une qui agit perpendiculairement à l'os, l'autre qui agit parallèlement. Les os courbes sont bien mieux disposés que les autres pour permettre cette action, aussi la plupart des cas de contusion avec-décollement du périoste ont-ils été observés au crâne ; on en cite cependant quelques exemples au tibia, à la mâchoire.

Décollement du périoste du crâne par un coup de palet (Thèse de **M. Velpeau**, sur la contusion, 162).

Obs. 2e. — (Jeune homme.) Chûte d'un palet sur la tête. — Pas d'accidents d'abord : au bout de **six jours** douleur vive à la tête, fièvre. —La peau, en partie cicatrisée, est incisée. Le péricrâne sous-jacent est détaché du crâne dans une grande étendue ; la couleur de l'os est altérée ; saignées, purgatifs répétés. —Le dixième jour, frisson intense qui se renouvelle. — Augmentation des accidents. Application d'une couronne de trépan sur le côté de la suture sagittale. Issue d'une petite quantité de matière qui séjourne sur la dure-mère ; le malade allant plus mal, nouvelle application de trépan le lendemain sur le côté opposé de la suture. — Issue d'une quantité considérable de matière amassée entre le crâne et la dure-mère.— Mort le lendemain.—L'autopsie montre un décollement de la dure-mère considérable sous les deux pariétaux, une gangrène limitée de cette membrane et un épanchement purulent entre les méninges.

Obs. 3e. (Un ouvrier.) Chute d'un lieu très élevé. — Contusions sans plaie du front. — Perte de connaissance, saignée, amélioration. — Au bout de six jours, douleurs de tête, vertiges et vomissements. — Incision de la bosse du front, os dénudé dans le fond. — Saignée, purgatifs. — Frissons, mauvais aspect des bords de la plaie : application d'une première couronne de trépan qui montre la dure-mère couverte de matière. — Pas d'amélioration. Le lendemain, nouvelle application du trépan. — Issue de beaucoup de matière. — Guérison.

Décollement par contre-coup.

Le décollement n'est pas dû exclusivement à une cause directe : l'ébranlement violent d'un os, surtout d'un os plat, peut le produire sur la face opposée à celle qui a reçu le choc ; ainsi, la dure-mère est fréquemment décollée dans les contusions du crâne.

Le sang provenant de la rupture des vaisseaux qui, du périoste, pénétrent dans la substance osseuse, soulève cette membrane, achève de rompre les adhérences qui l'unissaient à l'os, et se forme un kiste véritable. Il en résulte un tumeur fluctuante, circonscrite, indolente, d'un volume qui peut varier depuis celui d'une noisette jusqu'à un œuf de poule. Ordinairement molle à son centre, et plus dure à sa base, cette tumeur apparaît presque subitement après l'action de la cause vulnérante. Nous pouvons rapprocher de cette lésion la maladie connue sous le nom de *céphalœmatôme*, décrite avec tant de soin par les accoucheurs modernes, et notamment par M. P. Dubois dans son savant article du *Dictionnaire de médecine*, tome 7. Dans cette maladie, ou au moins dans l'une de ses variétés les plus importants, le sang épanché sous le périoste s'interpose entre l'os et cette membrane, et forme une tumeur absolument semblable à celle qui résulte de la contusion. Comme son nom l'indique, on ne le rencontre qu'à la tête, sur les os, et non sur les sutures; il siége de préférence sur les pariétaux. Depuis Mauriceau jusqu'à Baudelocque, les accoucheurs le regardaient tous comme une sorte de contusion résultant de la pression des os de la tête du fœtus contre le bassin pendant l'accouchement. Plus tard, Siébold, Michælis, Nægèle, Schmitt, Paletta, Klein, Zeller, Hære, ayant reconnu que ce décollement du périoste avait lieu plus souvent dans les accouchements faciles, force fut de rechercher une autre explication. Michælis crut à l'existence d'une maladie de l'os, antérieure à la naissance, et dont le décollement du périoste n'était qu'un symptôme; Paletta défendit la même opinion : ils se basaient sur l'existence d'un cercle osseux qui se rencontre souvent autour de la tumeur; mais Nægèle dit n'avoir jamais observé ce phénomène quand la tumeur avait été ouverte de bonne heure, et crut trouver une explication satisfaisante

dans une rupture des vaisseaux, due peut-être à un développement anormal des os. Klein admit une confor-
mation anormale des vaisseaux, et compara cette affection aux *nœvi materni*. M. Dubois, qui propose aussi
une explication plus plausible, à mon avis, avoue cependant encore qu'il n'en est aucune capable de dissiper tous nos doutes sur la formation de cette tumeur.

Du reste, les symptômes sont à peu près les mêmes
que ceux du décollement traumatique, seulement on
ne trouve pas les traces de contusion, la tumeur est plus
indolente, et présente généralement moins d'acuité.
A part cette différence, ces tumeurs et celles formées
par le décollement traumatique du périoste, ont entre
elles la plus grande analogie. Toutes formées par du
sang, elles peuvent subir les diverses transformations
signalées par les auteurs modernes, et notamment par
M. Velpeau, dans une excellente thèse sur la contusion. Mais il est des conséquences qui leur sont propres,
et que je dois indiquer plus au long.

Privé des vaisseaux qui lui venaient du périoste, en
contact avec un liquide inaccoutumé, l'os doit devenir
le siége d'une certaine irritation. Le périoste de son
côté, doit y participer. Sous cette influence, plusieurs
phénomènes peuvent survenir : 1° l'absorption complète du liquide, la disparition de la tumeur, et le recollement du périoste. Cette terminaison est malheureusement fort rare et ne s'observe guères que dans le
céphalœmatôme, où la cause vulnérante ne vient pas
ajouter son irritation à celle de la présence du sang.

2º la sécrétion d'une lymphe organisable qui s'ossifie
entre l'os et le périoste, et limite, en la circonscrivant,
la tumeur sanguine. Le liquide est ensuite absorbé, et
il reste une sorte de périostose ou d'exostose épiphy-
saire. C'est une terminaison fréquente. 3º la suppuration ; celle-ci peut, ou non, s'accompagner de lésion
de l'os sous-jacent, telle que la carie, la nécrose. En
général, on a d'autant plus de chances de trouver ces
lésions secondaires, que le pus est resté plus longtemps
en contact avec l'os. Quelquefois même on a vu des os
plats perforés de part en part. Kopp en cite un exemple.

Diagnostic. — Il n'est pas aussi facile que l'on pourrait le croire, de constater à son début, ou même après
un temps assez éloigné, l'existence du décollement du
périoste. En effet, tous les symptômes que nous avons
énoncés se rapportent à des tumeurs sanguines, et ces
signes eux - mêmes ne sont pas tellement évidents,
qu'on n'aie pu prendre la lésion pour un abcès, un li-
pôme, un athérôme, un stéatôme, une tumeur fongueuse, une tumeur érectile, la hernie même de quelque organe, un enfoncement des os, etc.

Quand on est parvenu à diagnostiquer l'existence
d'une collection sanguine, reste encore à déterminer
qu'elle existe sous le périoste. Or là, nous avons peu de
choses pour nous guider, aussi ne faut-il pas s'étonner
si les observateurs les plus exacts ne nous ont rien laissé
de satisfaisant à cet égard. **J. L. Petit**, tome 1er, page
59, dit en parlant des bosses sanguines du crâne, qu'il

y en a de deux sortes, les unes sous le péricrâne, les autres sous le périoste, que ces dernières sont moins considérables, mais plus douloureuses que les premières. Il est une autre circonstance, l'ossification de la base de la tumeur qui me paraît être un signe certain quand il existe; mais au début il n'existe jamais, et même après un certain temps, il n'existe pas toujours.

Pronostic. — Abandonnée à elle-même, la maladie se termine rarement par la résolution ; nous avons déjà parlé des conséquences qui peuvent en résulter, c'est donc, si on n'y remédie, une affection sérieuse, surtout si l'os qui en est le siége avoisine un organe important à la vie, comme le cerveau, etc ; la circonstance qui la rend grave, c'est l'interposition du sang, qui, jouant le rôle de corps étranger, s'oppose au recollement du périoste.

Traitement. — Le traitement consiste à faire disparaître le corps interposé qui gêne le rapprochement des deux organes. On obtient ce résultat soit en provoquant l'absorption du sang, ce qui est difficile, soit en pratiquant une ouverture pour en déterminer l'évacuation.

1º Solliciter l'absorption du liquide, la compression, les résolutifs joints à des évacuations sanguines générales, sont les moyens les mieux indiqués; mais s'ils tardent à réussir, il convient de ne pas différer le remède héroïque, l'incision.

Obs. 4° — Un garçon boutonnier fut frappé d'un

coup de bâton au sommet de la tête sur la suture sagittale ; il s'y forma une tumeur du volume d'un gros œuf de poule. On y appliqua pendant quinze jours, sans aucun succès, des compresses trempées dans de l'eau-de-vie et dans de l'eau vulnéraire. Au bout de ce temps, Malaval qui fut appelé, jugea par la dureté et par la circonférence fixe de cette tumeur, que le sang qui la formait était contenu sous le péricrâne. Il ouvrit cette tumeur, le sang sortit avec force, quoiqu'en partie coagulé ; le crâne se trouva découvert dans toute l'étendue de la tumeur ; et le péricrâne qui s'en était séparé, fut incisé avec les téguments auxquels il était intimement attaché. Malaval les réappliqua sur l'os ; les contint avec des compresses trempées dans de l'eau-de-vie, et les assujettit par le couvre chef. Il saigna le malade, et ne leva l'appareil que trois jours après ; la pilae se trouva dès ce jour là presque consolidée, et elle fut entièrement guérie au bout de six ou sept jours.

Obs. 5e. — Malaval parle encore d'un enfant qui était tombé sur la tête, et s'était fait une contusion de la grosseur d'un œuf sur le pariétal droit. Cet enfant avait d'abord été pansé et saigné par M. Ponce, qui ouvrit ensuite la tumeur en présence de Malaval : il sortit du sang épanché qui était sous le péricrâne, et l'os se trouva, comme dans l'observation précédente, découvert dans toute l'étendue de la tumeur. La plaie fut pansée de même, et avec le même succès.

2° PLAIES DU PÉRIOSTE.

Nous les distinguerons en plaies par instruments piquants, tranchants et contondants. Cette division simple, adoptée par la plupart de nos meilleurs auteurs, me paraît féconde.

1° *Plaies du périoste par instruments piquants.*

En général, c'est l'inflammation qui fait toute la gravité des plaies par instruments piquants, et cette inflammation est, abstraction faite de l'importance physiologique des organes qu'elles intéressent, ordinairement subordonnée à la densité et à la vitalité des tissus. Un tissu cellulaire lâche, extensible se prête facilement à la tuméfaction inflammatoire, tandis qu'un tissu fibreux et serré détermine une sorte d'étranglement d'où résultent des accidents graves. Or, le périoste jouit au plus haut degré de ces deux propriétés. Aussi ne faut-il pas s'étonner de voir survenir après les piqûres, surtout quand elles sont obliques, qu'elles ont labouré son tissu, des inflammations terribles. C'est au crâne qu'on a le plus souvent remarqué ce phénomène, et plus d'une fois une simple piqûre du périoste de cette partie a causé la mort du malade, en déterminant une périostite diffuse. L'indication thérapeutique est alors, au premier symptôme inflammatoire, de débrider largement, de transformer la plaie par piqûre, en plaie par instrument tranchant.

2° *Plaies par instruments tranchants.*

Elles n'offrent aucune particularité digne d'intérêt. Semblables à celles de toutes les autres parties molles, elles réclament les mêmes moyens thérapeutiques. Elles ont peu de gravité. Cependant au crâne, toutes les fois que le périoste est détaché, il faut se tenir en garde contre l'érysipèle et les accidents cérébraux.

3° *Plaies par instruments contondants.*

Ordinairement la gravité d'une lésion est singulièrement augmentée par la solution de continuité de la peau. Ainsi, les vastes contusions des parties molles, les fractures simples ou comminutives, acquièrent par cette circonstance une gravité remarquable. Or, ici le contraire a lieu. Généralement les plaies contuses du périoste sont moins graves, toutes choses égales d'ailleurs, que la contusion ; j'entends parler ici surtout de la contusion avec décollement ; et la preuve, c'est qu'une des méthodes de traitement le plus en usage est, comme nous l'avons vu, l'incision du foyer, ce qui transforme alors la simple contusion en plaie contuse. La raison principale de cette singularité est que, dans le décollement du périoste par simple contusion, un liquide, le sang, reste interposé entre cette membrane et l'os, et s'oppose à leur cicatrisation, tandis que dans la plaie contuse le sang s'écoule en toute liberté.

Il est cependant une grande question dont la solution, longtemps indécise, a beaucoup occupé les chirurgiens des deux derniers siècles ; c'est celle du recollement du périoste après la dénudation des os. Quoique Félix Wurtz, César Magati, Belloste et d'autres encore eussent, d'après leur expérience, enseigné qu'un os privé de son périoste ne s'exfolie pas toujours, et que Hippocrate eut dit au chapitre **XXIV** du *Traité des Plaies de tête*, que l'os peut subir un départ quand il a conservé l'empreinte du trait qui a fait la blessure, ou quand il a perdu beaucoup de son périoste, ce qui fait supposer qu'il peut ne pas se nécroser, surtout s'il a perdu peu de sa membrane ; l'opinion contraire avait prévalu ; il était admis que le fait seul de la dénudation d'un os entraînait inévitablement son exfoliation, la nécrose de ses lames superficielles. Cependant comme il était impossible, dans un grand nombre de cas, de démontrer anatomiquement le fait, on inventa le mot d'exfoliation insensible ou moléculaire, dans laquelle chaque molécule nécrosée était reprise isolément par les vaisseaux et éliminée par les sécrétions. Plus bas, en parlant de la dénudation des os dans les abcès, nous discuterons cette question. Pour l'instant, qu'il me suffise de dire que depuis les expériences de Tenon, *Mém. de l'Académie des Sciences*, 1758, 372, il est resté démontré et admis que dans beaucoup de circonstances, et surtout dans la dénudation traumatique, cette exfoliation n'est pas indispensable. La science fourmille actuellement de faits qui prouvent cette proposition ainsi formulée par J. L. Petit, dans son aphorisme 24 :

« Tous les os qui sont découverts de leur périoste ne s'exfolient pas. »

Je me contenterai de citer les faits suivants :

Obs. 6e. — Un cocher tomba de dessus son siége, la roue du carrosse lui passa sur le front ; elle lui enleva ensemble la peau et une partie du péricrâne, depuis le milieu du front presque jusqu'à la partie supérieure de l'occiput. La roue avait approché de si près, que le périoste était, en plusieurs endroits, entièrement séparé des os ; la peau était repliée en dessous, de manière que les cheveux piquaient ce qui restait du péricrâne et du périoste, et causaient d'autant plus de douleur qu'il n'y avait que trois ou quatre jours qu'ils avaient été rasés ; le malade avait perdu beaucoup de sang, et il en perdait encore ; le visage et presque toute la tête avaient trempé dans la boue : rien ne paraissait plus hideux. Après avoir lavé le tout avec de l'eau tiède, je dépliai la peau et la replaçai le plus exactement qu'il me fût possible ; je la maintins en situation avec quatre bandelettes d'emplâtre d'André de la Croix ; je couvris la tête de compresses épaisses trempées dans de l'eau et un peu d'eau-de-vie, et j'assujétis le tout avec un bonnet, retenu par dessous le menton, au moyen d'une fronde ou mentonnière. Le malade fut saigné plusieurs fois en vingt-quatre heures ; il observa une diète sévère ; et comme il ne souffrait aucune douleur, je ne levai l'appareil qu'au commencement du troisième jour ; je trouvai la plaie exactement réunie, et le reste de la tête en bon état : je remis les mêmes compresses trempées et le même bandage ; je ne levai ce second appareil que trois jours après, et je trouvai le malade parfaitement guéri en moins de six jours. (J. L. Petit. 56, t. 1er.)

Obs. 7e. — Une femme de trente ans, grosse de sept à huit mois, fut blessée par un des côtés de la trappe d'une cave, qui, en se fermant, lui tomba sur la partie moyenne du pariétal droit, lui coupa les téguments jusqu'à l'os, et les replia sur eux-mêmes jusques sur l'oreille. Elle avait ses cheveux, qui furent coupés et rasés ; je replaçai le lambeau, et je le retins en place avec trois bandelettes d'emplâtre d'André de la Croix et un bandage couvenable ; les soins qu'on prit d'ailleurs furent les mêmes que ceux que nous avons pris pour procurer la réunion de la plaie dans l'observation précédente ; cependant le succès ne fut pas le même : il survint un gonflement considérable et très douloureux qui se termina par une suppuration abondante ; je ne fus cependant pas obligé d'ouvrir l'endroit suppuré, parce que le pus s'écoula par dessous le lambeau. Lorsque la douleur fut cessée, je rapprochai ce lambeau le plus près qu'il me fut possible, et je le maintins en place par les emplâtres, les compresses et le bandage unissant.

La malade fut en peu de jours parfaitement guérie.

Observation 8e. — Une planche glissa de dessus un échafaud, et tomba de huit pieds de haut sur la tête d'un maçon, et le frappa à l'endroit de la suture lambdoïde où aboutit la sagittale ; les téguments furent coupés jusqu'à l'os, et repoussés jusqu'aux attaches des muscles splénius, ce qui formait un lambeau de quatre travers de doigt de long, et de cinq de large, plié sur lui-même. Les cheveux rasés, on rapprocha le lambeau, on le retint en place au moyen d'un bandage. La réunion parut faite le deuxième jour ; mais le troisième, le malade sentit des douleurs à la base du lambeau ; il survint une tension douloureuse, une inflammation accompagnée de fièvre, que les saignées ne purent calmer, enfin il se fit de la suppuration ; c'est alors que je fus appelé ; je fis une incision longitudinale depuis le milieu du lambeau jusqu'à la nuque, où il y avait un gonflement si considérable, que cet endroit, au lieu d'être enfoncé, était considérablement élevé ; il en sortit beaucoup de sanie, qui aurait causé un abcès considérable et très dangereux.

Obs. 9ᵉ.—J'ai vu, pour ma part, une femme qui fut amenée dans le service de M. Velpeau en 1834, à la Pitié. En tombant d'un quatrième étage, elle rencontra une poutre sur laquelle le front heurta violemment à sa partie supérieure, les téguments furent coupés jusqu'à l'os et renversés avec une partie du périoste jusque sur l'occiput. On se conduisit comme dans les cas précédents, et la guérison se fit avec promptitude.

Diagnostic. — Quand la plaie est large, il suffit du plus simple examen pour constater la dénudation de l'os, mais quand elle est étroite, que le périoste n'est détruit ou décollé que dans un petit espace, on peut avoir du doute sur l'étendue de la lésion. Fort heureusement que la chose n'est pas de haute importance, puisque la conduite à tenir sera toujours à peu près la même.

Pronostic. — Nous avons vu que les plaies contuses du périoste ne présentaient généralement pas une gravité plus grande que la contusion sans solution de continuité aux téguments, d'autre part, que le décollement traumatique est loin de s'accompagner toujours de nécrose des os sous-jacents. Ce n'est pas à dire cependant que ces plaies n'ont aucune gravité; loin de là, elles seront toujours considérées comme sérieuses, à cause des accidents inflammatoires qui les peuvent compliquer, et surtout à cause des lésions osseuses qui les accompagnent souvent, bien qu'elles n'en dépendent pas toujours.

Traitement. — Les anciens qui croyaient l'exfoliation nécessaire après les plaies contuses avec décollement du périoste, recommandaient de maintenir ces plaies béantes, et d'attendre ainsi la séparation du séquestre. Cette pratique dangereuse est depuis longtemps abandonnée, et depuis les travaux de Tenon, de Petit, etc., il est de précepte de recouvrir le plus tôt possible l'os dénudé, dans l'opinion où l'on est maintenant que l'exfoliation est due non à la séparation du périoste, mais à l'irritation directe de l'air ou des pièces de pansement. Quand à la plaie elle-même, on la pansera mollement, et le chirurgien se tiendra prêt à combattre toutes les complications qui pourraient se présenter.

CHAPITRE SECOND.

MALADIES ORGANIQUES DU PÉRIOSTE.

Les maladies qui constituent ce groupe, sont de beaucoup les plus nombreuses et les plus importantes. Je dirai même que si les lésions traumatiques nous ont offert quelqu'intérêt, c'est principalement à cause de leurs rapports avec ces affections, dont elles sont dans un grand nombre de cas les causes déterminantes. Si nous exceptons en effet le résultat immédiat que le décollement du périoste ou sa destruction par un agent traumatique, peut déterminer sur un os, en le privant d'une partie de ses moyens de nutrition, nous voyons que les phénomènes morbides auxquels les plaies et les contusions peuvent donner lieu, sont dues pour la plupart à l'inflammation consécutive, soit du tissu osseux, soit de la membrane périostique elle-même. Or, l'inflammation rentre évidemment dans le cadre des maladies organiques dont nous avons maintenant à nous occuper; c'en est même le phénomène le plus général, et comme il domine presque tous les autres, c'est lui qui devra nous occuper d'abord.

Quand on se rappelle la structure et la vitalité du périoste, il est facile de concevoir que l'inflammation, ce grand phénomène morbide que l'on rencontre comme condition nécessaire dans la production de la plupart des maladies des organes riches en vitalité, ne pouvait manquer de jouer un rôle important dans les affections du périoste, qui par sa structure cellulo-vasculaire, se place au rang des tissus les plus vivants de l'économie. En effet, si nous jetons un coup-d'œil sur les altérations organiques de cette membrane, nous leur reconnaissons à la plupart une origine inflammatoire, tels sont les abcès, le ramollissement, l'induration, la gangrène, les productions osseuses, gommeuses, etc. Et si quelques autres produits tels que les fongus, les polypes, les cancers, etc., semblent s'y soustraire, ils sont au moins le plus souvent accompagnés d'altérations secondaires qui s'y rapportent.

Avant donc d'examiner en particulier chacune des maladies du périoste, nous allons jeter un coup-d'œil sur son inflammation considérée d'une manière générale.

DE L'INFLAMMATION DU PÉRIOSTE OU PÉRIOSTITE.

L'inflammation affecte dans ce tissu, comme dans la plupart des autres, des formes infiniment variées, que, pour la facilité de la description, l'on a coutume de grouper en deux grandes classes : forme aiguë, forme chronique. Entre ces deux extrêmes adoptés comme types fondamentaux se trouve une multitude de modifications, qui s'éloignent ou se rapprochent plus ou moins de l'un ou de l'autre. La nature, ici comme ailleurs, se joue de nos classifications arbitraires ; et ce serait une erreur de croire que nous dussions ne rencontrer jamais que les formes auxquelles nous sommes convenus d'assigner un nom.

Nous adopterons cependant la marche généralement suivie, avec cette différence seulement qu'au lieu de prendre cette distinction de forme chronique et aiguë pour base fondamentale de notre description , nous ne nous en servirons que comme division secondaire et souvent même nous la négligerons entièrement lorsqu'elle ne nous paraîtra plus utile.

Court historique. — Le temps n'est pas éloigné où les pathologistes considérant le périoste comme partie intégrante du tissu osseux, ne décrivaient les maladies de cette membrane que de concert avec les maladies des os. Nos meilleurs traités de chirurgie ne contiennent presque rien de spécial sur son inflammation. On trouve cependant çà et là quelques bons préceptes relatifs à cette affection considérée dans certains points spéciaux de l'organisme. Ainsi la variété de panaris connue sous le nom de *paronychia maligna*, certaines tumeurs douloureuses des os avaient déjà fixé l'attention des observateurs; mais tous ces faits restaient épars, personne n'avait songé à les réunir, à les comparer pour en tirer des préceptes généraux, applicables à toutes les variétés et capables de guider le praticien dans le dédale des individualités morbides.

Ce n'est guère qu'à dater de 1818, époque à laquelle

Crampton publia un beau mémoire sur la périostite aiguë et chronique, que cette maladie a été étudiée comme affection particulière. Avant lui cependant quelques monographies, parmi lesquelles je citerai la dissertation latine de Busch, avaient été publiées sur cette affection ; mais elles n'avaient point eu de retentissement, et la science tout en s'enrichissant des observations qu'elles contiennent ne s'en était pas approprié la partie dogmatique. Depuis quelques années Usker Pearsons, le professeur Graves de Dublin et Lobstein, dans son *Traité d'anatomie pathologique*, ont ajouté quelques nouvelles observations à celles de Crampton.

Anatomie pathologique.

Les altérations pathologiques que le périoste présente dans le cas d'inflammation de son tissu, présente de nombreuses variétés. Mais si, fesant abstraction des diverses productions morbides sur lesquelles nous serons obligés de revenir plus tard, quand nous les décrirons chacune en particulier comme autant de maladies distinctes, nous ne considérons ici que les altérations intrinsèques du périoste lui-même, nous voyons qu'elles se réduisent à peu de chose. Lobstein les distingue cependant en trois groupes pour les faire rentrer dans sa classification générale des inflammations. Dans la phlogose simple, dit-il, le périoste est plus ou moins richement injecté, son tissu est raréfié, il est infiltré de sérosité et adhère moins à la surface de l'os. Ordinairement le tissu cellulaire et les parties molles les plus voisines participent à cet état d'injection et d'infiltration. Les cas dans lesquels on observe le périoste ainsi altéré sont, d'après les recherches du même auteur, ceux où existent dans son voisinage des ulcères chroniques ou d'anciennes cicatrices.

Dans un autre degré qu'il appelle épiphlogose, et dans lequel il distingue un état aigu et un état chronique; il dit que le périoste est plus épais, plus dense, d'une couleur rouge, et offre des signes marqués de sensibilité. Tel est entre autres son aspect lors de la formation du cal, et pendant le travail organique qui a pour objet la régénération de l'os après la nécrose. Alors aussi, le périoste est manifestement injecté, gonflé et abreuvé d'un fluide gélatineux, gluant et rougeâtre, susceptible de se coaguler et de subir des métamorphoses organiques.

Lorsque l'épiphlogose est chronique, dit le même observateur, le périoste épaissi est d'un tissu plus dense que dans le cas précédent et offre quelquefois une dureté coriace ou une texture ligamenteuse. Son adhérence à l'os est très forte, et lorsqu'on l'en détache, on aperçoit à la surface de ce dernier un grand nombre de sillons longitudinaux qui donnent à sa substance compacte une apparence fibreuse, pareille à celle des os du fœtus.

Cet épaississement du périoste peut se rencontrer encore, sans augmentation des adhérences qui l'unissent à l'os.

Bichat cite un cas remarquable d'hypertrophie du

périoste où cette membrane se détachait des os avec une facilité extrême.

Obs. 10ᵉ. — « Je me rappelle, dit-il, l'observation d'un homme affecté d'éléphantiasis, et en même temps d'un gonflement dans le tissu compact du tibia, qui avait pris une épaisseur remarquable : le périoste de cet os était très épais, si peu adhérent à l'os, que le plus léger effort suffit pour l'enlever dans toute son étendue, et à fibres tellement prononcées qu'on l'aurait pris pour une portion de l'aponévrose plantaire ou palmaire lorsqu'il en fut séparé. »

A l'état d'hyperphlogose le périoste est encore épaissi, mais en quelque sorte fongueux, et de la consistance d'une membrane muqueuse ; c'est ainsi qu'on le trouve quand il est en contact avec un abcès, et qu'il fait partie de ses parois, ou bien quand il s'est amassé du pus entre lui et l'os. Dans ce cas il a changé de fonctions. Au lieu de fournir une lymphe plastique et organisable, il secrète une matière nuisible, propre à attaquer les parties avec lesquelles elle est en contact. Peu à peu la maladie fait des progrès, l'os finit par être érodé, et le périoste ramolli, usé et détruit.

Enfin, dans un dernier degré d'inflammation, que l'on peut appeler gangréneuse, le périoste ramolli et frappé de mort se détache tantôt sous formes de longs filaments blanchâtres, tantôt sous l'aspect de lames d'une couleur livide, selon la cause qui a produit la gangrène. On observe cette altération dans le scorbut, dans certains phlegmons érysipélateux des membres.

CAUSES DE L'INFLAMMATION DU PÉRIOSTE.

Il est un grand nombre d'agents qui portant leur action sur le périoste, peuvent donner lieu dans cette membrane, au développement des phénomènes inflammatoires. Nous pouvons les ranger naturellement en trois classes, que nous désignerons par les noms de causes externes, causes internes locales, causes internes générales.

1o *Causes externes.*

En décrivant les altérations traumatiques du périoste, nous avons déjà vu que les agents extérieurs, rangés sous le nom d'instruments piquants, tranchants, contondants et chimiques, pouvaient agir sur cette membrane, soit en altérant, soit en exaltant ses propriétés vitales. Cette exaltation peut être portée au point de donner naissance à de véritables phénomènes inflammatoires. Tous les jours, par exemple, nous voyons une piqûre profonde de la pulpe du doigt produire le panaris du 3e degré (*paronychia maligna*); une contusion du crâne, du tibia, faire naître des érysipèles périostiques, des exostoses épiphysaires; des corps étrangers introduits dans l'oreille donner lieu à l'inflammation de la membrane fibro-muqueuse de ce conduit et par suite à la carie du rocher. La compression lente et continue, résultant d'un décubitus trop prolongé produit le même phénomène sur le sacrum, le trochanter, etc. La science est riche en observations de ce genre, je n'ai pas besoin d'en rapporter ici.

2° *Causes internes.*

Sous ce nom viennent se grouper toutes les conditions organiques morbides qui peuvent entrer pour quelque chose, dans le développement de l'inflammation du périoste ; elle peuvent se diviser naturellement en locales et générales.

1° *Causes internes locales.* — Ce sont les maladies aiguës ou chroniques des parties voisines du périoste. Toutes ces maladies cependant n'ont pas la même aptitude à produire l'inflammation de cette membrane. Parmi les plus importantes, je citerai : 1° l'existence d'un ulcère chronique sur une partie ou le périoste est immédiatement en contact avec la peau, à la surface interne du tibia par exemple. L'inflammation semble alors se propager par contiguité. Les vieux *loups*, dit J. L. Petit, les ulcères variqueux des jambes sont souvent accompagnés d'altération du périoste. 2° La présence d'un foyer purulent immédiatement en contact avec la face externe du périoste. La plupart des pathologistes nient l'influence du pus sur le périoste, et pensent que les foyers purulents trouvés à nu sur les os et accompagnés d'une altération plus ou moins profonde de leur membrane d'enveloppe, sont toujours dus à une altération primitive de cette membrane ou de l'os lui-même. Quelques faits récents, semblent ce pendant infirmer cette proposition trop absolue. Je citerai comme un des plus probants, celui rapporté par M. Maslieurat dans la *Gazette Médicale*, tome 5, page 374.

Obs. 11ᵉ.—Abcès de l'aisselle; foyer consécutif sous le grand pectoral; destruction des côtes et de leurs cartilages.— Une femme âgée de 42 ans, de bonne constitution, habituellement bien portante, entre le 25 août 1835, à l'hôpital des cliniques pour être traitée d'un abcès dans l'aisselle du côté droit. Arrivé à maturité, l'abcès est ouvert, du pus de bonne nature est rendu comme dans les abcès flegmoneux. La suppuration devient abondante; des clapiers se déclarent, la malade maigrit, et au lieu de la cicatrisation du fond du foyer, il se trouve un trajet fistuleux qui remonte assez haut dans le creux de l'aisselle.

Vers le milieu de décembre, des douleurs vives se déclarent sous le grand pectoral droit; vésicatoire sur ce point; amélioration. Plus tard, symptômes pneumoniques; mort le 14 janvier 1837.

A l'autopsie on a trouvé : 1º ankylose commençante de l'articulation scapulo-humérale droite; 2º deux trajets fistuleux dans l'aisselle conduisant dans des clapiers dont l'un existe entre le grand et le petit pectoral, l'autre s'étend jusqu'au bord supérieur de ce dernier. L'antérieur monte jusqu'au bord antérieur de la clavicule, et il forme dans l'espace coraco-claviculaire un clapier assez étendu; 3º vaste foyer rempli de pus crémeux et de bonne nature sous la partie antérieure du grand pectoral, s'étendant depuis la clavicule jusqu'au bord supérieur de la 5e côte, et depuis le sternum jusqu'à l'insertion du petit pectoral. Ce foyer est tout-à-fait isolé de la cavité axillaire. 4° Dénudation et érosion du bord antérieur et inférieur de la clavicule; même altération à la face externe des 1re, 2e, 3e et 4e côtes; disparition complète d'une portion de la 3e côte dans l'étendue de sept lignes. Le poumon, les plèvres et les muscles thoraciques offrent aussi des altérations profondes que l'auteur décrit minutieusement.

3° *Existence d'une inflammation aiguë ou chronique dans les parties voisines.* — On voit souvent les phlegmons diffus, bornés d'abord au tissu cellulaire, se propager ensuite jusqu'au périoste, détruire cette membrane et déterminer la nécrose des os sous-jacents. Souvent une simple inflammation de la pulpe dentaire amène le décollement du périoste et la suppuration.

D'autrefois, des tumeurs lentes dans leur développement produisent dans cette membrane une irritation chronique, sous l'influence de laquelle apparaissent divers phénomènes morbides dus encore à l'inflammation.

4° *Altération primitive des os.* — A cette occasion se présente une des questions les plus ardues, et qu'il est, je crois, impossible de résoudre parfaitement dans l'état actuel de la science. Cette question est la suivante:

Étant donnée une affection organique d'un os et du périoste en même temps, déterminer par quel organe a commencé la maladie.

Il est des cas où la solution de ce problème ne présente aucune difficulté. Ainsi, quand des tubercules développés au milieu du tissu osseux se ramollissent, se font jour à la surface, il est évident que l'inflammation du périoste qui survient dans cette circonstance est consécutive à l'affection de l'os.

Lorsqu'à la suite d'une altération profonde, ou d'une destruction complète de la moelle, l'os se nécrose, le périoste ne s'enflamme encore que secondairement. Les expériences faites par Troja, M. Cruveilhier, M. Heine, etc., ne laissent aucun doute à ce sujet.

Il est probable que les nécroses dues à une violente secousse, comme une chûte d'un lieu élevé par exemple, reconnaissent une cause analogue. La membrane médullaire, d'une structure frêle et délicate, a bien plus de chances, pour être altérée dans cette circonstance, que le périoste ou l'os dont le tissu ferme et résistant peut supporter facilement des violences considérables.

Hévin (page 924) signale, d'une manière positive, les abcès de la moelle comme cause d'inflammation du périoste.

Je pense qu'il en est ainsi souvent dans la périostite diffuse, qui complique d'une manière si terrible les amputations des membres. La moelle, plus spongieuse et plus tendre , doit se laisser facilement enflammer par le contact du pus, de l'air, des pièces de pansement, etc.

Cette inflammation, promptement transmise au périoste à raison des nombreux rapports qui unissent ces deux membranes, en détermine le décollement et la suppuration.

A côté de ces cas, où le périoste paraît évidemment enflammé d'une manière secondaire, il est facile d'en grouper d'autres où le développement primitif de cette inflammation ne laisse non plus aucun doute. Ainsi le panaris dont nous avons parlé , qui, livré à lui-même, détermine ordinairement des accidents si terribles, et surtout la nécrose des phalanges, peut avorter subitement quand on lui applique un traitement convenable. Or ce traitement, qui n'est autre que l'incision, n'aurait certainement aucune prise sur une maladie du tissu osseux , si celle-ci était primitive. Nous voyons fréquemment des tumeurs périostiques persister pendant longues années , et ne déterminer la nécrose du tissu osseux qu'après un temps considérable. L'observation citée par M. Velpeau, dans sa *Thèse sur la contusion* (64), en est un exemple remarquable.

Obs. 12e. — *Contusion du péricrâne, quatre abcès sous-périostique, les uns avec nécrose, les autres sans altération des os.*

« Une vieille femme qui avait reçu des coups sur la

« tête deux ans auparavant, se présenta dans mon ser-
« vice à Saint-Antoine, en 1830, dit M. Velpeau ; elle
« portait quatre tumeurs fluctuantes sur le crâne.
« L'une de ces tumeurs occupait la partie gauche et
« supérieure du front. Je l'ouvris largement. Elle était
« pleine d'un pus liquide, grisâtre et mal lié. L'os était
« raboteux, d'un blanc jaunâtre, et nécrosé dans l'é-
« tendue de quinze lignes environ. Une plaque assez
« épaisse s'en est peu à peu détachée par écailles. La
« plaie s'est ensuite cicatrisée, en laissant un enfon-
« cement à sa place. J'ouvris encore une des trois au-
« tres, mais par une simple ponction. Le pus était sem-
« blable à celui de la première, et le stylet y fit recon-
« naître la même altération de l'os. Après avoir
« suppuré longtemps, ses parois se sont recollées, en
« laissant aussi une dépression indélébile. Les deux
« dernières, un peu moins volumineuses, n'ont point
« été ouvertes. Elles se sont affaissées néanmoins, et
« guéries comme les précédentes. »

Mais il s'en faut de beaucoup qu'il soit toujours aussi
facile de déterminer par quel organe a commencé la
maladie. Dans la plupart des cas de nécrose ou de
carie, nous ne pouvons guère avoir à ce sujet que des
probabilités.

Un malade reçoit une contusion sur le tibia. Une vive
douleur se fait sentir, mais bientôt elle disparaît. Un
mois arpès une tumeur aplatie douloureuse, se manifeste, elle marche rapidement vers la suppuration. On
trouve l'os nécrosé et le périoste malade. Quel est le siége

primitif de la lésion? C'est probablement l'os , mais il y a du doute. Une périostose syphilitique s'ulcère et laisse apercevoir l'os atteint de carie. La maladie a envahie le périoste puisqu'il y a périostose. Mais l'os est carié. Est-ce sous l'influence de la périostite ou sous l'influence directe de la cause syphilitique?

Du reste, quelque soit l'origine de l'affection, il n'en est pas moins positif que le périoste est toujours, dans ces circonstances, le siége d'une inflammation plus ou moins vive, plus ou moins étendue.

2o *Causes internes générales.*

Au premier rang nous devons placer la syphilis , regardée pendant longtemps comme à peu près la seule cause de la périostite , surtout de la périostite chronique, elle porte principalement son action sur les os compacts et superficiels où elle détermine des périostoses, des gommes, des nodus , etc., nous placerons comme pendant de la cause syphilitique l'abus du mercure.

Cette substance dont l'emploi sagement dirigé sert avec tant de succès à combattre les pernicieux effets du virus syphilitique, peut quand on l'administre sans discrétion , produire à peu près les mêmes résultats que la vérole, et souvent même il advient que chez les malades qui ont subi plusieurs traitements mercuriels mal dirigés, il est fort difficile, pour ne pas dire impossible, de distinguer l'influence de l'un ou de l'autre agent sur la production de la maladie.

Quelques pathologistes, S. Cooper entre autres, pensent même que la combinaison de la syphilis et du mercure est une des causes les plus puissantes du développement de la périostite. Cette question encore en litige, restera, comme le dit M. Sanson, toujours difficile à résoudre, parce que les sujets affectés de symptômes de vérole constitutionnelle portant sur les os, ont fait pour la plupart usage du mercure.

Quand il agit seul, le mercure porte spécialement son action sur le périoste des os maxillaires et sur les gencives. Il en est de même du scorbut qui, porté à un haut degré, détermine la gangrène des gencives et fréquemment aussi celle du périoste de l'os maxillaire ; mais il ne borne pas toujours ses ravages à la mâchoire. On sait que la nécrose, mais surtout la carie de presque tous les os, peuvent le reconnaître pour cause.

J. L. Petit, dans son *Traité des Maladies des os*, en rapporte un exemple remarquable (369).

Obs. 13ᶜ. — « J'ai vu, dit-il, dans l'hôpital de
« Bovigne, des scorbutiques dont j'ai fait l'autopsie, et
« j'ai remarqué que le périoste était détaché de l'os en
« bien des endroits, et que plusieurs avaient le périoste
« détaché de presque tous les os du corps ; de sorte que,
« faisant incision le long des côtes, je les trouvais nues,
« âpres, inégales, détachées de leurs cartilages, et ne
« tenant que peu aux ligaments et tendons qui s'atta-
« chent à leur partie postérieure; il sortait de dessous

« le périoste une lymphe brune, noirâtre, tirant sur
« le rouge foncé, qui était d'une odeur insupportable :
« lorsque je faisais une incision le long des bras et des
« jambes jusqu'à l'os, je trouvais la même chose : dans
« quelques-uns je tirai les os entiers, hors leurs épi-
« physes que les tendons et les ligaments retenaient. »
Preuve évidente que les tendons ne s'insèrent pas
seulement au périoste.

Les scrofules, qui, sont comme le dit M. Sanson
(Thèse, 8), l'une des causes les plus énergiques de la
carie, affectent spécialement les os courts et les extrémités spongieuses des os longs.

C'est à cette cause que l'on doit rapporter cette variété singulière de la périostite, dans laquelle le périoste séparé de la surface osseuse reste uni au cartilage
articulaire, qui forme ainsi le fond d'une sorte de sac
dans lequel existe une quantité considérable de pus.
J'ai plusieurs fois, dans mes travaux anatomiques, eu
l'occasion de disséquer des enfants atteints de cette
affection.

Rhumatisme. — Le rhumatisme est une cause généralement admise et incontestée de la carie ; mais,
comme le dit M. le professeur Sanson, il attaque toutefois d'une manière spéciale les tissus fibreux qui
revêtent les os. C'est de ces tissus que l'inflammation
se propage à celui des os sous-jacents. La carie rhumatismale, ajoute ce professeur, est presque toujours
à cause de cela superficielle. Cette cause agit principa-

lement chez l'adulte et souvent sur le corps des vertèbres.

La goutte est à peu près dans le même cas. Sous son influence, le périoste peut être le siége d'une sécrétion tophacée. Il y a peu de temps encore j'en ai observé un cas des plus curieux.

Enfin, certaines rétrocessions, certaines métastases, certains mouvements dits critiques, après les maladies aiguës, ont quelquefois produit l'inflammation du périoste, et par suite des abcès avec ou sans carie, avec où sans nécrose.

La rétrocession de quelques exanthèmes, la phlébite, certaines fièvres dites purulentes, sont dans le même cas ; nous en citerons des exemples à l'article *abcès*.

Je ne sais jusqu'à quel point on peut admettre, comme cause de carie et par suite de périostite des vertèbres, l'épuisement produit par le coït ou la masturbation.

Symptômes. — C'est ici que la distinction de la périostite en aiguë et chronique, circonscrite et diffuse, peut nous être de quelque utilité. Les phénomènes morbides, en effet, présentent des variétés si nombreuses, qu'il serait difficile de les faire rentrer tous dans un même paragraphe, sans laisser une certaine obscurité dans la description.

1º *Périostite aiguë.*

Les phénomènes dus à la périostite aiguë sont,

comme dans presque toutes les inflammations, locaux et généraux.

Les premiers sont la *douleur*, la *rougeur*, la *chaleur* et la *tuméfaction*.

Douleur. — Le périoste qui dans l'état physiologique peut, comme nous l'avons vu plus haut, laisser des doutes sur sa sensibilité, nous offre cette propriété développée au plus haut degré dans son inflammation aiguë. Certaines variétés de cette inflammation peuvent même être mises au nombre des maladies les plus douloureuses, telles sont, par exemple, le *paronychia maligna*, la périostite de la tête, etc. Tantôt, comme dans la première affection, la douleur est continue et accompagnée de battements violents; d'autres fois, comme cela se remarque souvent dans la seconde, elle offre des intermittences marquées. Ordinairement fixe et bornée au point enflammé, elle semble quelquefois envoyer des irradiations qui l'ont fait prendre pour une névralgie. Dans certains cas, elle augmente peu sous l'influence de la pression; mais parfois elle devient atroce au moindre contact. La chaleur extérieure, celle du lit surtout, l'exaspère d'une manière notable. Souvent elle revêt des caractères spéciaux, selon la cause de l'affection qui lui donne naissance. C'est ainsi que, sous l'influence de la cause syphilitique, rhumatismale, elle acquiert une intensité considérable pendant la nuit, tandis qu'elle offre le jour une rémission sensible.

Rougeur. — Ce phénomène ne se rencontre que

rarement, et quand il existe, il est dû à l'extension de l'inflammation au tissu sous-cutané. On conçoit par conséquent qu'on la rencontrera plus souvent dans la périostite des os superficiels que dans celle des os profondément situés.

Chaleur. — Ce symptôme apparaît surtout avec intensité dans le panaris ; il est, comme la rougeur, en harmonie avec l'intensité de l'inflammation, et résulte de même de son extension aux tissus voisins.

Tuméfaction. — Fort peu prononcée dans le plus grand nombre des cas, on a pu souvent la méconnaître, surtout au début de la maladie. Tantôt molle et pâteuse, elle est le plus ordinairement rénitente ; tantôt locale et circonscrite, elle est quelquefois large et diffuse comme dans l'érysipèle. On a même basé sur cette variété de formes, une distinction de la périostite aiguë en circonscrite et diffuse. Je ne parle point ici des caractères que présente la tuméfaction, quand déjà des sécrétions gommeuses, osseuses, se sont opérées dans le lieu malade. Nous aurons plus tard occasion de nous en occuper.

A côté de ces symptômes locaux apparaissent fréquemment d'autres phénomènes sympathiques et généraux.

Le malade cité dans la 1ᵉ observation du mémoire de Crampton (voyez *Obs*. 14ᵉ), et qui présentait une périostite aiguë circonscrite à la partie supérieure du tibia , était en proie à une fièvre violente. Son pouls battait 120 pulsations par minute. Il était petit et faible , la langue était blanche , et l'estomac ne pouvait supporter aucune alimentation.

Dans le panaris, dans l'érysipèle profond du crâne surtout, les symptômes généraux sont encore plus développés. D'autres fois, quand, par exemple, la lésion occupe le péricrâne, des phénomènes sympathiques se manifestent dans les organes encéphaliques.

Pour mieux faire comprendre la succession de ces phénomènes , nous allons rapporter quelques-uns des cas les plus remarquables de cette affection.

Obs. 14ᵉ. — Observation de périostite aiguë terminée par suppuration. (Dublin Hospital reports. 1818. tome 1ᵉʳ.)

En 1812, J. Sergisson, ouvrier bijoutier, demeurant à James street , âgé de 26 ans, d'une pâle complexion , mais d'une forme athlétique, me consulta, dit Crampton, pour ce qu'il appelait une douleur au genou. Je le trouvai poussant des cris causés par la douleur ; sa figure était pâle et couverte d'une sueur froide. Sur la partie supérieure de la surface plate du tibia, il y avait une tumeur diffuse, d'un rouge pâle, s'étendant à peu près à deux pouces au-dessous de l'articulation du genou ; elle était lisse, dure et très douloureuse au toucher. Cet homme me dit qu'il n'avait pas dormi depuis douze nuits ; qu'il était épuisé par les souffrances , et qu'il ne lui restait rien dans l'estomac. Son pouls avait 120 pulsations, petites et faibles ; sa langue était blanche, mais non couverte. Il me dit qu'il avait souffert, deux ans auparavant, d'une semblable attaque ; qu'on lui avait mis des sangsues et des vésicatoires, sans qu'il eût éprouvé de soulagement. Un chirurgien lui appliqua ensuite un emplâtre caustique qui, d'après son dire, fit en peu de temps une ouverture à la peau, et bientôt après il eut du soulagement par l'expulsion d'une substance. La blessure resta ouverte pendant plusieurs mois, mais à la fin un petit morceau d'os en étant sorti, elle se ferma en peu de jours. Je pratiquai immédiatement jusqu'à l'os une incision de trois pouces de longueur ; l'opération semblait faire éprouver au malade une douleur plus grande qu'à l'ordinaire ; la blessure saigna librement, mais je ne pus découvrir aucune trace de matière purulente. Le lendemain, le malade me dit qu'il avait passé une très bonne nuit et qu'il n'éprouvait plus de douleur. La blessure fut pansée légèrement et guérit dans peu de temps. Trois semaines après, Sergisson put reprendre ses occupations ordinaires. Dans l'année 1815, le même homme eut une douleur semblable sur le même membre, mais un peu plus bas sur le tibia que la précédente. La maladie fut traitée de la même manière et avec le même succès.

Obs. 15ᵉ. — **M. T...** âgé de 14 ans, d'une taille remarquable pour son âge, gros, mais non musculeux, sujet à de fréquentes attaques de fièvre, eut le 1er septembre 1816, une petite tumeur sur le côté droit de l'arc osseux du nez. Au bout d'un ou deux jours, elle s'enflamma et devint érysipélateuse ; elle occupait tous les téguments du côté droit du nez.

Le 5, les symptômes fébriles furent si forts, quoiqu'il eût fait usage des fomentations et des purgatifs, qu'on lui tira douze onces de sang du bras. Le 6, on lui en tira une livre, et il eut un soulagement apparent. Le 8, le gonflement continuait à s'étendre jusqu'à la paupière de l'œil droit ; le pouls étant dur et fort, on lui tira de nouveau une livre de sang, ce qui ne produisit aucune amélioration.

Lors de ma première visite, il avait un accès de fièvre violente, après lequel il devint presque comateux, sa respiration stertoreuse ; avant cela, sa respiration semblait avoir été bonne ; son pouls plein et fort avait 120 pulsations. Son nez, la paupière de l'œil droit et les téguments de cette partie du front étaient érysipélateux ; ses deux yeux étaient fermés. Toutes ces parties étaient si sensibles, que le plus léger attouchement lui occasionait une douleur vive, qui le faisait sortir de son coma. Un peu de pus était sorti par la narine droite, et du pus avait été craché mêlé avec du sang.

Un point au-dessus du sourcil droit, vers lequel il portait la main avec difficulté, était la partie la plus douloureuse. En ouvrant ses yeux avec mes doigts, la pupille semblait large et immobile, et une couche de lymphe claire et coagulable formait une espèce de couvercle sur la cornée de chaque œil. Les sangsues, les vésicatoires, etc., furent employés de nouveau, mais il mourut sans aucun effort convulsif le 12 au matin.

Examen du cadavre.—En enlevant le péricrâne, le périoste couvrant l'os frontal du côté droit nous parut plus épais qu'à l'ordinaire, et était d'un rouge foncé dans quelques parties. Il était complètement détaché des os sous-jacents, et sa surface la plus interne était couverte d'une matière purulente épaisse, couleur gris clair. En fendant cette membrane jusqu'à l'arcade surcilière, une quantité considérable de matière purulente s'échappe de tous côtés, et un stylet put passer facilement d'avant en arrière dans l'orbite entre l'os et le périoste, et de haut en bas, derrière le muscle temporal, aussi loin que la partie postérieure du palais.

En enlevant la partie supérieure du crâne, la surface externe de la dure-mère, qui correspondait au périoste détaché, fut trouvée détachée de la table interne du crâne; sa surface était sombre, floconneuse, et recouverte par un mucus puriforme et grisâtre. La structure de la surface la plus interne de la dure-mère était moins altérée, mais elle était plus généralement recouverte de matière purulente, que l'on rencontra en plus grande quantité sur la partie de la membrane qui recouvre la partie antérieure de l'hémisphère droit, mais il n'y avait pas une partie de la surface interne de la dure-mère qui n'offrît des traces de suppuration.

La pie-mère était peut-être plus vasculaire qu'à l'ordinaire ; mais l'arachnoïde était parfaitement transparente, et aucune trace d'effusion ne se remarquait sur sa surface, excepté cependant la partie la plus élevée du lobe antérieur du côté droit ; et là la pie-mère, dans une étendue de deux pouces, était en suppuration. Cette partie malade correspondait exactement, par sa position et son étendue, à un grand morceau de périoste enflammé, épais, et d'un rouge foncé. Le cerveau était peut-être plus vasculaire qu'à l'ordinaire, et il y avait à peu près une once et demie d'eau dans les ventricules.

Le côté droit de la face était gonflé, et la paupière supérieure s'avançait au-devant du sourcil. Une fluctuation obscure pouvait se sentir sous la peau de la partie la plus supérieure du nez. En enfonçant le bistouri jusqu'à l'os, une quantité de matière purulente sortit de dessous le périoste, qui était dans un état de suppuration, et tellement séparé des parties sous-jacentes, qu'un stylet pouvait facilement passer entre cette membrane et les os, soit de bas en haut, sur l'os frontal, soit d'avant en arrière, sur la surface supérieure de la fosse orbitaire jusqu'au crâne, soit de haut en bas, sur l'os maxillaire, jusqu'à la bouche.

2° Symptômes de la périostite chronique.

La plupart des phénomènes que nous venons de passer en revue, devant leur origine à l'acuité de l'inflammation, il est facile de prévoir que dans la périos-

tite chronique où l'inflammation n'a plus la même ac-
tivité, les symptômes qui en dépendent auront aussi
moins d'acuité et d'énergie.

1º *Douleur.*— Elle n'apparaît plus ici à ce degré
d'intensité terrible que nous lui avons vu dans le panaris ; quelquefois même, elle est tellement obscure,
que la maladie peut avoir déjà fait des progrès considérables, sans que le malade en ait pour ainsi dire
eu connaissance. Il est pourtant une circonstance où
cette douleur peut se manifester assez vive, c'est lorsque l'affection est subordonnée à une cause syphilitique ou rhumatismale. Mais, s'il est permis de s'exprimer ainsi, la douleur semble alors être liée plutôt
à la cause morbide qu'à l'affection organique elle-
même. En effet, cette douleur a un cachet particulier
que l'on retrouve dans toutes les lésions dépendantes
de la même influence ; quelquefois même elle semble
exister seule sans altération anatomique appréciable.

D'autres fois encore, une maladie chronique du périoste est accompagnée d'une douleur vive; mais elle
coexiste en même temps avec une affection du tissu
osseux, et j'avoue qu'il est alors bien difficile de dire
si cette douleur est le résultat de la maladie du périoste ou bien de l'os lui-même. La science a besoin
encore de faits nouveaux observés sous ce point de vue
pour arriver à la solution de cette question si importante pour le diagnostic.

2º *Tuméfaction.* — Elle s'observe aussi constamment et même à un dégré généralement plus sensible dans cette forme de la maladie que dans l'inflammation aiguë. Circonscrite ou diffuse comme dans celle-ci, elle est habituellement plus dense, plus résistante.

Elle s'accompagne rarement de changement de couleur à la peau, ou bien, quand cela s'observe, c'est que le tissu cellulaire sous-cutané devient alors le siége d'un travail inflammatoire particulier.

Observations de périostite subaiguë. (Dublin hospital reports, 1818, tom. I.)

Obs. 16e. — Mary Loudon, tisserande de rubans, âgée de 32 ans, fut admise à l'hôpital de Meath, 14 décembre 1812. — Douleur à la tête, du côté gauche. Son bras droit était paralysé et ses doigts contractés. — Elle ne pouvait se tenir debout. — Sa voix était faible, et son visage pâle exprimait la souffrance. Elle se plaignait beaucoup de la tête. — Pouls faible et petit (60 pulsations). — Fonctions digestives en mauvais état.

Tumeur grosse comme la moitié d'une noix un peu au-dessus du milieu du pariétal gauche. Consistance molle et élastique au centre, dure à la circonférence, présentant une petite ouverture qui permettait d'arriver jusqu'à l'os.

Cette malade, en entrant à l'hôpital, déclara avoir reçu sur la tête un coup de talon de botte. Ce coup n'avait pas produit de plaie, mais l'avait renversé sans connaissance.

Au bout d'un mois, un gonflement se manifesta à l'endroit contus : il augmenta de volume, et fut accompagné de douleurs de tête continues. Cinq mois après l'accident, elle eut une attaque d'épilepsie, à la suite de laquelle survint la paralysie ci-dessus mentionnée.

18 août. La tumeur fut ouverte jusqu'à l'os, et on trépana le pariétal d'une quantité considérable. — Le périoste, qui formait la plus grande partie de la tumeur, présentait une structure fibreuse, solide et vasculaire. Sa sensibilité et son adhérence étaient extrêmes. — L'os était raboteux. — La dure-mère saignait abondamment. — Pansement simple. — Et après divers accidents, 1er septembre, guérison complète.

Périosite subaiguë.

Obs. 17e. — Malade âgé de 33 ans. — Tempérament lymphatique et peu robuste.

Douleur considérable au tibia droit, dans sa partie supérieure. — Le malade n'a souvenir d'aucune chute, coup, etc. — Il continuait pourtant à marcher, aussi souffrait-il moins le matin après le repos du lit. — Aucune apparence de tumeur sur le tibia.

Au bout de plusieurs semaines la douleur augmenta sensiblement, et ne permit plus la marche. — Sangsues, vésicatoires et pillules mercurielles. — Léger amendement, mais de courte durée.

Les douleurs reviennent avec intensité. — Fièvre. Membre atrophié.

Il n'y avait pas de tumeur distincte sur le tibia,

mais deux pouces au-dessous de l'articulation du genou, la face superficielle de l'os présentait une forme arrondie.

Une incision fut faite jusqu'à l'os, et le malade sembla guéri.

Plus tard, récidive. — Nouvelle incision. — Le périoste était presque cartilagineux, et sa sensibilité était augmentée.

La seconde opération soulagea beaucoup le malade

Les douleurs revinrent une troisième fois, et le chirurgien, après avoir pratiqué une nouvelle incision, laissa la plaie ouverte pendant trois semaines.

Cette fois la guérison fut complète.

Marche de la périostite.

La marche de cette maladie est quelquefois d'une extrême rapidité. En quelques jours, dit Lassus, le panaris dû à l'inflammation du périoste désorganise les parties molles, amène la suppuration, et nécrose la phalange du doigt où il siège. La périostite des fosses nasales peut, comme J. L. Petit en rapporte des exemples, et comme M. Bérard (A.) en a signalé dernièrement plusieurs faits, se terminer en quatre ou cinq jours, par un abcès qui, si on tarde à l'ouvrir, amène bientôt la carie ou la nécrose du vomer et de la cloison.

La périostite aiguë du crâne revêtant le caractère érysipélateux, peut, comme on le voit dans la seconde observation de Crampton, amener en quelques jours le décollement de toute la surface crânienne, se propager à la dure-mère et entraîner la mort du malade.

A côté de cette marche rapide de la périostite sur-aiguë, nous pouvons par opposition décrire la marche de la périostite chronique.

Cette affection subsiste souvent des mois et des années sans manifester même son existence au malade. Combien de fois des individus qui avaient reçu des contusions sur le crâne, n'ont-ils pas présenté plusieurs années après leur accident quelque abcès chronique, quelque tumeur indolente, dont ils ne soupçonnaient pas l'existence, et qui cependant avaient acquis un développement notable.

Entre ces deux extrêmes, on doit rencontrer nécessairement d'innombrables variétés.

La marche de cette maladie se lie d'une manière intime à sa cause productrice. Les périostites syphilitiques, mercurielles, scorbutiques, rhumatismales traumatiques, ont habituellement quelque chose de spécial dans leur marche. A l'article diagnostic, nous reviendrons sur ce point.

La partie qui est le siége de l'affection n'influe pas d'une manière constante sur sa marche. Les périostite aiguë et chronique occupent les mêmes régions ; cependant il est très rare de voir des périostites chroniques au bout des doigts. L'espèce de fusion qui s'opère dans cette partie entre le périoste et le tissu cellulaire si largement pourvu de vaisseaux et de nerfs y est-elle pour quelque chose ? Il n'est pas déraisonnable de le croire ; du reste le fait existe.

Terminaison.

La périostite peut se terminer : 1º par résolution ;

2° suppuration ; 3° gangrène ; 4° sécrétion de matière gommeuse ; 5° sécrétion de matière osseuse ; 6° induration.

De ces modes nombreux de terminaison, il en est deux qui sont presque exclusifs au périoste, ou du moins qu'il ne partage qu'avec un petit nombre de tissus. Je veux parler de la sécrétion de la matière gommeuse et osseuse.

1°· *Résolution*. — Cette terminaison est rarement spontanée, surtout quand les symptômes se sont manifestés à un certain degré d'acuité ; mais par le bénéfice d'un traitement convenable, il est souvent possible de l'obtenir. C'est la plus heureuse de toutes, et celle vers laquelle doivent tendre tous les efforts du médecin.

2° *Suppuration*. — La plupart des auteurs qui ont traité de la périostite, n'ayant en vue que la forme syphilitique de cette maladie, ont avancé que jamais elle ne donnait lieu à une secrétion purulente. Bichat lui-même, dans son *Anatomie générale*, dit que le périoste et le tissu fibreux n'ont pas d'autre mode de suppuration que la secrétion d'une matière gommeuse colloïde. Appliquée à la périostite syphilitique, cette opinion n'est déjà pas absolument exacte, mais elle est tout à fait insoutenable quand on considère cette maladie, comme nous le faisons ici, d'une manière générale. (M. Rayer dans son beau travail sur les ossifications morbides, dit : le périoste enflammé en contact avec l'air, suppure et ne s'ossifie pas).

Plus tard, à l'article *abcès*, nous verrons qu'il n'est

presqu'aucune portion du périoste dans laquelle on n'ait observé cette suppuration.

3° *Gangrène.* — Cette terminaison accompagne souvent les désordres terribles du phlegmon diffus. On la rencontre dans le panaris, et surtout dans la périostite scorbutique et mercurielle des gencives. Dans de violentes contusions, dans certaines dénudations des os, le périoste est quelquefois frappé de mort après s'être enflammé (Rayer, *Arch.* 1823, tome 1er, page 322).

Ces deux dernières terminaisons sont presque toujours accompagnées de lésions profondes des os, telles que la carie et la nécrose. Il existe même une telle liaison entre ces maladies et l'inflammation du périoste que beaucoup de pathologistes sont encore dans l'opinion qu'il est impossible de les trouver isolées. Nous verrons cependant des faits positifs qui ne permettent pas de doute à cet égard.

4° *Exsudation d'une matière gommeuse colloïde.* — Nous avons dit que Bichat regardait cette secrétion comme étant au tissu fibreux ce que le pus est au tissu cellulaire. Cela pourrait être vrai pour le tissu fibreux en général sans l'être pour le périoste; en effet, le périoste n'est pas exclusivement fibreux, il contient des vaisseaux, du tissu cellulaire : il peut par conséquent aussi fournir une suppuration véritable. Quant à l'exsudation gommeuse, c'est surtout dans certaines formes de la périostite syphilitique qu'on l'observe.

7

5° *Formation d'une matière osseuse.* — Cette terminaison de l'inflammation est des plus remarquable, ou ne la rencontre guère que dans les maladies du tissu fibreux ou des os. Elle n'est nulle part plus fréquente que dans le périoste. Nous en parlerons plus tard avec détails. (Voir *les tumeurs osseuses.*)

Diagnostic. — Dans la forme aiguë, la périostite ressemble à un grand nombre de maladies inflammatoires, avec lesquelles il n'est pas difficile de la confondre. Ainsi la périostite diffuse et aiguë du crâne, telle qu'elle est décrite dans l'observation n° 2 de Crampton (voyez *obs.* 15ᵉ) a les plus grands rapports avec l'érysipèle du cuir chevelu, et probablement que certains érysipèles de la tête qui font succomber les malades, appartiennent à cette affection. Ce n'est guère qu'à l'autopsie qu'il est possible d'en constater la différence; car les causes, la marche et les symptômes de ces deux affections ont la plus grande analogie.

Quand elle présente une forme circonscrite et qu'elle se termine par suppuration, la périostite peut être confondue avec le phlegmon. (Voyez *l'observation n° 1 de Crampton.*)

On pourra souvent à l'acuité des douleurs, à la résistance de la tuméfaction, à sa profondeur, et surtout à la désharmonie que présentent les phénomènes inflammatoires et la réaction générale, présumer la nature de la maladie. Dans une observation que nous rapporterons plus bas, **M. Velpeau** fut conduit par ces phénomènes à diagnostiquer une périostite aiguë de la mâchoire chez un enfant.

D'autres fois au crâne surtout et au tibia, la douleur revêtira le caractère de la névralgie. La tuméfaction n'est pas même alors un signe parfaitement distinctif, puisqu'on le rencontre souvent dans la névralgie à un degré moindre, il est vrai.

Plus souvent on pourra confondre cette affection avec un abcès froid, quand elle offre une marche chronique, et ce n'est souvent qu'à l'incision qu'on reconnaît la nature de la tumeur. Enfin, on confondra plus souvent encore cette maladie avec la carie, la nécrose, ou plutôt il arrivera fréquemment que le chirurgien restera dans le doute sur l'existence de cette complication. Un autre point fort important du diagnostic, est de remonter à la cause de la maladie. L'examen de la constitution du malade, ses antécédents, seront les sources principales où le chirurgien pourra puiser en cette circonstance.

La marche et les symptômes de l'affection, nous seront quelquefois aussi d'un grand secours ; ainsi la cause syphilitique et rhumatismale se traduiront habituellement par une douleur d'une nature spéciale, dont on connaît les caractères ; d'autres fois cependant on ne saisira rien de particulier. Mais ce que la marche de la maladie ne pourra nous apprendre le plus ordinairement, les circonstances antérieures ou l'examen direct nous l'indiqueront.

Pronostic. — Ce que nous avons dit de la marche et des terminaisons de la périostite prouve suffisamment la gravité de cette lésion. A l'état aigu, elle peut dans quelques jours décoller largement la surface d'un os, amener sa nécrose, et se propageant à quelque organe important comme l'encéphale, produire des accidents mortels.

En général, abandonnée aux forces de la nature, elle se termine rarement d'une manière favorable. Mais on conçoit que l'*acuité* de la maladie, la *nature* de la cause qui lui a donné naissance, son *siége*, l'*étendue* des désordres qu'elle a produit, doivent influer beaucoup sur le pronostic.

1° *Acuité de la maladie*. — En général la périostite aiguë déterminera plus rapidement des accidents graves. Mais la périostite chronique sera plus souvent rebelle à l'action des moyens thérapeutiques.

2° *Nature de la cause*. — On comprendra facilement que, toutes choses égales d'ailleurs, la périostite, comme la plupart des maladies, sera d'autant plus grave que la cause plus énergique, sera elle-même plus difficile à éloigner ou à détruire. Il est certaines lésions qui pour ainsi dire hétérogènes à l'organisation ne se développent que sous l'influence d'une cause incessante. Il suffit d'enlever la cause qui les entretient pour faire disparaître les altérations. La plupart des maladies spécifiques sont dans ce cas.

D'autres fois, au contraire, une maladie trouvant

dans l'organisme normal les éléments de son développement, peut, même après la disparition de la cause, continuer encore longtemps ses progrès; telles sont les inflammations dites franches. Il suffit d'une irritation presque instantanée de cause externe pour développer des phénomènes inflammatoires qu'il est souvent difficile d'enrayer dans leur marche.

Or, ces idées générales peuvent trouver leur application à la périostite. Celle développée sous l'influence syphilitique, plus facile à attaquer dans sa cause, sera moins grave. Les périostites mercurielle, scorbutique, rhumatismale le seront davantage. Il en sera de même de certaines périostites dont les causes internes nous échappent absolument.

3º *Siége.* — Le siége de cette affection doit influer d'une manière notable sur le pronostic. La périostite d'un os profond est plus grave que celle d'un os superficiel. Au crâne elle est plus dangereuse qu'au bras ou à la jambe. A la face interne ou profonde d'un os plat, plus grave qu'à sa partie externe.

N'étant utile à la vitalité des os que par sa face profonde, le périoste peut s'enflammer et suppurer à l'extérieur sans compromettre les propriétés naturelles de ces organes. Cependant il arrive souvent que gagnant de proche en proche, l'inflammation passe de la face externe à la face interne.

4º *Son étendue.* — La périostite diffuse sera généralement plus grave que la circonscrite.

5º *Ses complications.* — Le périoste n'ayant dans le jeu de la machine humaine qu'un rôle fort secondaire, ce n'est pas la lésion de ses fonctions qui peut donner à ses maladies un grand degré de gravité. Mais comme il est entièrement lié avec un système d'organes importants, les os, que de cette union résulte une communication rapide des altérations de l'un à l'autre, il s'ensuit que les maladies du périoste acquièrent un haut degré de gravité, en devenant causes fréquentes de carie et de nécrose.

D'autres fois, cependant, il faut dire que l'inflammation de cette membrane, loin d'être une maladie dangereuse, est plutôt un bénéfice de la nature, dont l'organisation se sert pour remédier à des altérations graves. Ainsi dans les fractures, dans la nécrose, l'inflammation du périoste donne lieu à une secrétion de lymphe organisable et susceptible de s'ossifier, qui contribue à rétablir les fonctions des organes lésés.

Dans certaines tumeurs développées au voisinage des os, le périoste, par un mécanisme semblable, s'oppose aux progrès de la maladie vers les parties osseuses, en les doublant pour ainsi dire d'une nouvelle couche calcaire.

Traitement. — La première indication consiste à détruire ou combattre la cause morbide qui produit ou entretient cette inflammation.

Si l'on reconnaît donc une cause spécifique, il importe de ne rien négliger pour la détruire.

Si, comme cela se voit souvent dans le panaris il existe un corps étranger, une épine, qui entretienne l'inflammation, la première chose à faire sera de l'enlever.

La seconde indication est d'arrêter la marche de la maladie.

Crampton a remarqué avec juste raison que les antiphlogistiques, les narcotiques, les émollients, qui généralement dans les maladies aiguës obtiennent d'excellents résultats, n'étaient dans cette affection que d'une utilité tout-à-fait secondaire. On devra cependant les employer faute de mieux dans certains cas de périostite profonde, où des médications plus actives ne pourraient trouver leur application.

Crampton réfléchissant au mode de curation du *paronychia maligna* qu'il regarde comme une des formes les plus aiguës de la périostite, et considérant que dans cette affection cruelle l'incision profonde, conseillée du reste et adoptée par tous les chirurgiens, était un moyen curatif vraiment héroïque, le propose comme méthode générale, dans les périostites aiguës et superficielles. Les accidents, dit-il, disparaissent comme par enchantement sous l'influence de ce moyen.

MM. Nichol, Pearson et Graves considèrent aussi l'incision comme un moyen des plus utiles et des plus efficaces; mais conseillent de n'y avoir recours qu'après avoir essayé des moyens plus doux.

Dans le cas observé récemment par M. Velpeau, l'incision a produit immédiatement un soulagement remarquable, et ce chirurgien n'hésite pas à employer ce moyen dans la plupart des inflammations sur-aiguës, même quand le pus n'est pas encore évident.

M. Graves préconise l'emploi des antimoniaux, des narcotiques, qui, dit-il, assoupissent la douleur. Mais comme il ne rapporte aucune observation, cette opinion, qui se trouve en contradiction avec les faits connus jusqu'à présent, ne mérite pas une attention sérieuse.

Dans la périostite chronique indolente, les frictions mercurielles iodurées, les emplâtres de Vigo, la compression, les vésicatoires pourront être employés avec utilité.

DES TUMEURS DU PÉRIOSTE CONSIDÉRÉES EN PARTICULIER.

La plupart de ces tumeurs ne sont autre chose que des modes de terminaison de la périostite aiguë ou chronique ; mais, comme elles présentent des différences notables sous le rapport des circonstances de leur formation, de leurs symptômes, de leur marche, de leurs terminaisons, et des moyens thérapeutiques qu'elles réclament, il me paraît indispensable de les examiner isolément comme des maladies distinctes.

1° *Tumeurs gommeuses.*—Elles appartiennent presque exclusivement à la syphilis ; elles consistent dans une accumulation de matière gommeuse, filante, épaisse, sous le périoste ou dans l'intervalle de ses lames.

Siége. — Elles affectent de préférence le périoste des os larges et du corps des os longs, surtout quand ces os sont placés superficiellement, et recouverts d'une petite quantité de parties molles. Aussi la clavicule, le tibia, le crâne, le sternum, la face externe du radius, la face interne du cubitus, en sont fréquemment affectés. D'après M. Lagneau, il n'est pas rare de les observer autour des articulations. On les rencontre quelquefois en grand nombre, mais elles sont toujours isolées et ne présentent jamais de confluence.

Anatomie pathologique. — En examinant la structure de ces tumeurs, dit Boyer, on voit que le périoste et le tissu cellulaire tuméfiés ont été transformés en une substance homogène, blanchâtre ou grisâtre, pâteuse, assez compacte, dont la coupe ressemble assez bien à celle d'une glande lymphatique engorgée, ou mieux encore à celle du vieux fromage. C'est le premier degré, celui d'induration. A un second degré, la tumeur se ramollit et se transforme en une matière gluante, comparable, pour la consistance, à du mucilage de gomme adragante, transparente, de couleur blanchâtre, jaune, ou quelquefois rougeâtre, et semblable à de la gelée de groseilles. Ces tumeurs ne sont pas exclusives au périoste, on les trouve dans tous les tissus fibreux. C'est même cette considération qui avait fait croire à Bichat que la sécrétion de la matière gommeuse dont nous venons de parler, était le mode de suppuration particulier des organes fibreux.

Causes. —Tous les observateurs s'accordent à regarder la syphilis comme la cause la plus fréquente, sinon unique, de cette affection. M. Lagneau dit qu'elle ne se manifeste jamais dans la syphilis récente, et qu'elle est, au contraire, un signe certain de syphilis constitutionnelle, le plus souvent fort invétérée. Fréquemment, à cette cause générale se joint une cause irritante locale, telle qu'une contusion ; mais cette dernière ne joue qu'un rôle bien accessoire dans le développement de la maladie.

Symptômes. — Ces tumeurs sont ordinairement précédées de *douleurs* fixes, plus ou moins vives, ayant la marche et le caractère des douleurs vénériennes, c'est-à-dire s'exaspérant d'une manière notable pendant la nuit, sous l'influence de la chaleur du lit.

L'engorgement survient ensuite ; d'abord sous forme d'une petite tumeur arrondie, peu circonscrite, adhérent aux parties sous-jacentes, et acquiérant lentement le volume d'une noix ou tout au plus d'un petit œuf ; d'une indolence remarquable, sans changement de couleur à la peau. Au bout d'un temps plus ou moins long, la tumeur se ramollit graduellement, sans développer habituellement de phénomènes plus aigus. Elle finit par se transformer en un véritable abcès froid, à la différence près de la nature du liquide. Alors la tumeur est fluctuante.

Diagnostic. — A son premier degré, celui d'induration, la tumeur gommeuse peut être facilement confondue avec l'exostose, la périostose et surtout cette forme de périostose connue sous le nom de *nodus* dont nous parlerons plus bas. Ce n'est guère qu'en suivant les progrès de la tumeur qu'il est possible d'en établir le diagnostic.

Comme ces affections, en effet, elle a sa base pour ainsi dire confondue avec la surface de l'os, sur laquelle elle est immobile. Elle se développe dans les mêmes circonstances, avec la même lenteur. Sa dureté peut en imposer pour une structure osseuse, les douleurs qui l'accompagnent ont les mêmes caractères. Mais, en s'accroissant, elle se ramollit et elle présente alors des caractères qui ne permettent pas de la confondre avec les tumeurs de nature solide.

Quand la seconde période est terminée, que la tumeur est fluctuante, il serait difficile de la distinguer des abcès froids, si on n'avait pas égard à son mode de développement, aux douleurs de nature spéciale qui l'ont accompagné.

Terminaisons. — Les tumeurs gommeuses peuvent se terminer de plusieurs manières : 1° *Résolution.* Il arrive quelquefois que les douleurs cessent, que la tumeur reste stationnaire d'abord, puis diminue, et disparaît entièrement, soit spontanément, soit par le bénéfice d'un traitement approprié, même quand elle est déjà complétement ramollie. 2° *Induration.* Cette terminaison n'a lieu que dans le premier degré de la maladie, avant le ramollissement. Elle peut alors subsister fort longtemps dans un état complet d'indolence. 3° *Perforation spontanée.* Ce n'est ordinairement qu'après un temps fort long que la tumeur gommeuse s'abcède. Le mécanisme de son ouverture est alors semblable à celui des abcès froids. Une inflammation se déclare dans le tissu cellulaire qui couvre la tumeur, et, sous son influence, il se fait une ouverture spontanée par laquelle la matière s'écoule, souvent mêlée d'un peu de pus.

Complications. — Les tumeurs gommeuses ne produisent presque jamais d'accidents. Leur siége dans l'épaisseur de la membrane périostale, leur marche chronique et sans inflammation, explique pourquoi la carie et la nécrose compliquent si rarement cette affection. Cependant après la suppuration et l'ouverture, ce phénomène peut avoir lieu.

Pronostic. — C'est donc généralement une lésion peu grave. Cependant comme elle est accompagnée de douleurs incommodes et quelquefois vives, qu'elle peut amener la suppuration et même l'altération des os, elle réclame les soins de la chirurgie. Quand elle occupe des cavités splanchniques, ce qui est rare, elle peut devenir grave, en comprimant quelqu'organe important.

Traitement. — La première indication à remplir dans le traitement de cette maladie, est de combattre la cause générale qui lui a donné naissance, et qui l'entretient. Souvent ce traitement général bien dirigé suffira pour amener la résolution complète. D'autres fois il produira seulement une diminution de la tumeur, qui, devenue dure et indolente, pourra rester ainsi stationnaire pendant un temps indéfini. Dans cette circonstance, un traitement local sera souvent indiqué. A l'aide de frictions mercurielles sur la tumeur, d'une compression méthodique, d'emplâtres résolutifs de *Vigo cum mercurio*, de vésicatoires volants, on arrivera à produire la résolution complète.

Si faute d'avoir employé à temps ces divers moyens thérapeutiques, ou pour toute autre raison, l'inflammation de la tumeur n'a pu être prévenue ni empêchée, il conviendra, pour donner issue à la matière qu'elle contient, d'attendre que le ramollissement soit complet et la fluctuation bien évidente.

Sans cette précaution, la base de la tumeur, encore endurcie, pourrait rester à cet état pendant des mois et des années, même après la cicatrisation complète, et constituer ainsi une difformité qu'il eut été facile d'éviter en agissant autrement.

Le bistouri doit être employé de préférence au caustique. Son action est plus prompte, moins douloureuse, et il est plus facile à manier.

Après cette incision, il peut arriver que la plaie, restant dans une espèce d'atonie, ne marche que lentement vers la cicatrisation. C'est alors que des onguents stimulants tels que le styrax peuvent être utilement employés. La charpie sèche remplit assez ordinaire-

ment le même but. — Quant aux complications de nécrose ou de carie, ce n'est point ici le lieu d'en parler.

TUMEURS OSSEUSES DU PÉRIOSTE.

Le dépôt d'une substance osseuse sous le périoste, ou bien dans son épaisseur, est un des faits les
plus remarquables de l'histoire pathologique de cette
membrane.

M. Rayer, dans ses belles recherches sur les ossifications morbides, a remarqué que, par sa nature et
son mode de vitalité, le périoste était un des organes
les mieux disposés pour la production d'une matière
osseuse, et que cette sécrétion était véritablement le
résultat normal de son inflammation comme l'est celle
d'une lymphe plastique pour le tissu cellulaire.

Presque toutes les causes irritantes peuvent produire
ce phénomène; mais comme il n'est presque aucune
de ces causes qui n'imprime, jusqu'à un certain point,
son cachet à la maladie qu'elle détermine, il en résulte
un nombre considérable de variétés qui n'ont souvent
entre elles qu'un seul trait de ressemblance, la production d'une matière osseuse nouvelle, mais qui,
sous le rapport des signes de la marche et des terminaisons, présentent des différences essentielles.

- Examinons d'abord ces variétés sous le rapport
anatomique.

1° En étudiant le phénomène de la formation du
cal, nous avons vu comment la lymphe plastique, se-
crétée par le périoste ou par d'autres tissus, s'épaissis-

sait peu à peu, s'organisait et s'encroûtait ensuite de
de sels calcaires, tantôt d'emblée, tantôt après être devenue d'abord cartilagineuse. La nature suit une
marche tout-à-fait analogue dans les autres variétés
d'ossification. Nous ne croyons donc pas devoir y
insister.

Siége. — Partout où existe le périoste, il est possible
de rencontrer ces tumeurs osseuses ; cependant il est
juste de dire que c'est le plus ordinairement sur les os
superficiellement situés, sur les os compacts qu'on
les observe. Quant à leur siége absolu, on peut les
distinguer en celles qui se développent entre le périoste
et l'os, et celles qui se forment dans l'épaisseur même
de cette membrane.

La première variété porte le nom d'exostose épiphy-
saire et présente de nombreuses modifications que nous
examinerons plus tard ; pour l'instant, contentons nous
de signaler celles qui sont dues à la manière dont se fait
l'ossification de la lymphe plastique épanchée.

Il peut arriver que l'ossification débute par la partie
contigue à la surface osseuse ou bien par la partie contigue au périoste, ou bien enfin, qu'elle commence
par le centre de la masse plastique ou cartilagineuse.

La seconde variété plus spécialement appelée périostose, consiste dans le dépôt de la matière osseuse
entre les lames du périoste, dans un point plus ou moins
rapproché de sa face superficielle ou profonde.

Consistance. — Les os, bien que formés d'une substance osseuse unique, présentent néanmoins des variétés nombreuses de consistance et de densité, depuis la substance spongieuse jusqu'à la substance compacte. Dans les productions osseuses accidentelles, ces variétés sont encore plus prononcées. Tantôt la matière sécrétée percée de nombreuses aréoles, ressemble à une éponge, à de la pierre ponce ; tantôt au contraire, elle acquiert une homogénéité, une fermeté remarquable, c'est la périostose éburnée.

Dans le premier cas, la tumeur est abreuvée de liquides, offre une couleur rougeâtre, s'écrase facilement avec le doigt. Dans l'autre, elle est blanche comme de l'ivoire, sèche et d'une dureté pierreuse. Entre ces deux extrêmes, existent de nombreuses variétés qu'il est facile de concevoir.

Forme. — Quand l'inflammation qui la produit est locale et circonscrite, la tumeur apparaît sous forme arrondie comme une noisette, un œuf, avec ou sans aspérités. Mais quand elle est diffuse et mal limitée, elle offre, comme dans la nécrose, la carie, le cal, etc., les plus grandes irrégularités. On voit tantôt des lames étendues sur une grande surface avec une épaisseur égale. D'autres fois des stalactites bizarres, des nœuds, des boursoufflements, des excavations entremêlées sans aucun but apparent. J. L. Petit cite une exostose élevée de quatre lignes en forme d'apophyse styloïde sur le tibia.

Volume. — Ces irrégularités de formes se lient à

des variétés sans nombre dans le volume. Il me suffira de dire que l'on a vu de ces tumeurs les unes grosses à peine comme une lentille , les autres plus grosses qu'une tête d'adulte. Astley Cooper en cite une qui pesait douze livres.

Enfin dans certains fongus, on voit cette matière osseuse sécrétée en même temps qu'une substance cancéreuse encéphaloïde surtout. C'est dans les tumeurs ossivores que cela se rencontre principalement.

Causes.— L'inflammation est la condition première du développement de ces ossifications morbides. Mais pour donner lieu à ce phénomène, elle doit atteindre un certain degré en deçà et au-delà duquel apparaissent d'autres produits. Les limites de ce degré sont assez étendues , car nous verrons qu'un grand nombre de causes d'une intensité fort différente peuvent amener le même résultat.

Ces causes peuvent être divisées en celles qui sont extérieures au périoste et celles qui lui sont inhérentes.

1° *Causes extérieures au périoste.*

L'irritation que le périoste éprouve par le contact d'un corps étranger extérieur et surtout intérieur à l'organisation, est, sans contredit, une des causes puissantes du développement des tumeurs osseuses. Il est cependant certains agents, tels que le pus, l'air, la synovie, qui non seulement ne le favorisent pas, mais encore s'y opposent d'une manière presque absolue, tandis que le sang, les os déplacés , brisés ou nécrosés , les tumeurs de diverse nature développées au voisinage du périoste, l'irritation de la membrane médullaire, le font naître presque inévitablement.

1° *Présence du sang sous le périoste*.

Pour que le sang amène le résultat dont nous parlons, il faut qu'il soit épanché sous le périoste ou tout au moins dans l'épaisseur de son tissu.

Sa présence détermine alors une irritation modérée sur cette membrane, sollicite la sécrétion d'une lymphe organisable, qui plus tard et même dans un temps assez court, s'encroûte de sels calcaires, s'ossifie. On observe parfaitement ce phénomène dans le céphalœmatôme, où, sous l'influence des causes dont nous avons parlé plus haut, du sang est épanché entre le périoste et le crâne. Au bout de 4, 5 ou 6 jours , on aperçoit sur le pourtour de la tumeur un cercle osseux qui se développe de la circonférence au centre et marche graduellement jusqu'à ce qu'il ait occupé toute la place de l'épanchement.

La même chose a lieu dans les épanchements sanguins dus à une contusion. Cependant je dois faire observer que dans ce dernier cas, il arrive plus souvent que la suppuration se manifeste, à cause de l'irritation trop vive résultant de la combinaison de deux causes irritantes, la présence du sang d'abord, puis la contusion elle-même.

2º *Fractures*. — Dans les fractures, plusieurs conditions se réunissent pour amener la sécrétion dont nous parlons : d'abord le périoste est rompu, lacéré; puis il survient un épanchement sanguin assez considérable, enfin les fragments osseux n'ont plus leurs rapports habituels. Or, toutes ces causes irritent le périoste, et sous l'influence de cette irritation est sécrétée une lymphe organisable et ossifiable, qui sous le nom de cal enveloppe les bouts de l'os fracturé. Son volume, sa régularité, son étendue, sont généralement en rapport avec l'étendue du décollement du périoste et le degré de son irritation, comme l'a fort bien remarqué M. Rayer.

3º *Carie et Nécrose*. — Que la nécrose soit le résultat d'une maladie du périoste ou de toute autre cause, il n'en n'est pas moins vrai que l'os nécrosé devenu corps étranger, produit par sa présence une irritation lente; mais continue, sous l'influence de laquelle se développent des ossifications accidentelles, des os de nouvelle formation. Dans la carie, ce phénomène est plus rare, soit à cause de l'acuité trop grande de l'irritation, soit pour tout autre motif.

4º *Tumeurs voisines*. — Jusqu'à présent la plupart des corps irritants dont nous avons étudié l'action sur le périoste, avaient leur siége sur la face interne de cette membrane. Une irritation produite par des corps placés à sa face externe, peut amener le même résultat. Telle est la compression due au déplacement d'un os dans les luxations, ou à la présence de quelque tumeur développée dans le voisinage. Il est fréquent après les luxations non réduites, surtout celle des articulations orbiculaires, de voir dans le point où la tête de l'os luxé appuie sur un os voisin (l'os iliaque par exemple, dans les luxations du fémur), survenir un développement de matière osseuse, qui circonscrit la tête de l'os et lui forme une cavité nouvelle. Or, il est évident que dans cette circonstance, la production osseuse est due à l'irritation du périoste, comprimé par l'organe déplacé.

Obs. 18e. — Un individu se luxe la tête du fémur en haut, et en avant, l'os ne fut pas réduit. Quelques années après, l'homme mourut et son autopsie montra que la tête de l'os était renfermée dans une boîte osseuse de nouvelle formation. *Gaz. Méd.*, 3, 372.

Des tumeurs de diverse nature, surtout celles qui sont le siége d'une vitalité active, déterminent souvent entre le périoste et l'os, une sécrétion qui semble, comme le diraient les partisans de la force médicatrice de la nature, être jetée au-devant de la tumeur pour s'opposer à ses ravages. J'en ai vu un bel exemple, dans un cas de tumeur fongueuse développée chez une jeune fille à la région temporale, et que je rapporterai plus bas. La tumeur avait comprimé les os de la tempe, mais au lieu de les détruire, elle avait déterminé une sécrétion de matière osseuse au-dessous du périoste, de sorte que leur épaisseur était plus que doublée. Chose remarquable, une semblable sécrétion avait eu lieu entre le crâne et la dure-mère.

Il est encore une dernière cause extérieure au périoste, et qui semble établir le passage entre les causes externes proprement dites et les causes internes. Je veux parler de l'irritation sympathique de la membrane médullaire dans les os longs ou du périoste de la face opposée dans les os plats. Nous avons vu tout à l'heure que l'irritation du périoste externe du crâne avait déterminé une sécrétion osseuse à la surface de la dure-mère. J'ai eu occasion de voir un fait analogue à l'os iliaque. Une tumeur cancéreuse développée à la face externe de cet os en dehors du périoste avait donné lieu à la formation de stalactites osseuses tant dans la fosse iliaque externe que dans la fosse iliaque interne.

CAUSES INTERNES.

1° *La syphilis.* — On sait combien sont fréquentes les exostoses épiphysaires et les périostoses dues à la syphilis. Cette fréquence est telle que plusieurs pathologistes ont regardé ces productions comme des symptômes presque évidents de cette maladie. Il ne faut pas cependant exagérer cette idée, puisque déjà nous avons vu des périostoses développées sous d'autres influences.

2° *Le mercure.* — Nous avons dit, en parlant de l'inflammation du périoste, qu'elle était souvent due à l'emploi mal dirigé de cette substance, et que, selon S. Cooper, la combinaison de son action avec celle de la syphilis pouvait dans beaucoup de cas déterminer le même effet. Or, cette inflammation a une grande tendance à produire la sécrétion d'une matière osseuse, il est inutile d'en citer des exemples, la science en fourmille.

M. Devergie va plus loin, et dit que les exostoses (périostoses) dites syphilitiques, ne sont que des exostoses mercurielles. S'il était nécessaire de combattre cette opinion, je pourrais citer des cas de ma pratique particulière, et qui prouvent que des périostoses developpées chez des individus n'ayant jamais pris de mercure ont disparu, ou ont été arrêtées dans leur développement en peu de jours par l'administration de ce médicament.

4° *Le rhumatisme.* — Cette cause produit plus souvent la carie des os, la suppuration du périoste ou son épaississement que la périostose. Cependant il existe des faits positifs qui ne permettent aucun doute à cet égard. J'en dirai autant du scorbut. J. L. Petit en cite plusieurs observations. Enfin certaines métastases, la suppression des exanthèmes, etc., qui le plus souvent déterminent la formation de foyers purulents peuvent aussi produire, mais bien plus rarement, une inflammation qui se termine par l'ossification. Il est une autre disposition morbide, appelée diathèse exostifère par Sam. Cooper, et sous l'influence de laquelle ces tumeurs se produisent avec une facilité surprenante.

Obs. 19ᵉ — « Un jeune homme de Cornwall, soigné

« par Abernethy, avait une telle prédisposition aux tu-
« meurs osseuses, qu'à chaque petite contusion qu'il
« recevait, il naissait un ostéocèle, de manière que
« son corps en présentait sans nombre. Ces ossifica -
« tions accidentelles se formaient non seulement sur
« les os, mais aussi sur les parties molles frappées. A
« l'autopsie du jeune homme, on trouva une multi-
« tude d'exostoses sur la plupart des os de son sque-
« lette. Les ligaments cervicaux et plusieurs autres
« lieux articulaires étaient également ossifiés. »

Nous pouvons, je crois, conclure de cet examen rapide que presque toutes les causes d'inflammation du
périoste peuvent, mais à des degrés variables, donner
naissance aux tumeurs osseuses de cette membrane.

Signes des tumeurs osseuses du périoste.

Ces signes sont de deux sortes : les uns sont dus à la
présence de la tumeur elle-même ; les autres appartiennent plus spécialement à la cause qui les a produite.

1° *Symptômes dus à la présence même de la tumeur.*
— Ce sont le relief, l'immobilité, l'incompressibilité,
la dureté ; mais il n'en est aucun d'absolument pa-
thognomonique : tous sont communs aux tumeurs
dures developpées au voisinage des os. Certains abcès,
certaines tumeurs gommeuses à leur premier degré peuvent offrir des phénomènes analogues. Aussi dans le
diagnostic, a-t-on le plus souvent besoin de s'éclairer
du 2e ordre de symptômes. Ces derniers appartiennent

à la cause inflammatoire elle-même. Une périostose peut se développer sans présenter aucun phénomène sympathique, pas même de la douleur. Cela s'observe dans les fractures, les luxations à la suite de certaines contusions. L'exostose bénigne, dit J. L. Petit, ne cause pas de douleur par elle-même, et la peau qui la couvre ne présente ni enflure ni rougeur. D'autres fois elle s'accompagne d'une douleur vive; mais alors ce phénomène paraît être sous la dépendance de la cause productrice. La périostose syphilitique, par exemple, offre les caractères de la douleur vénérienne, et bien que ce soit la tumeur qui semble en être le siége, il n'en est pas moins vrai que cette douleur ne lui est pas essentiellement liée. Car, après la destruction de la cause, lors même que la tumeur subsiste elle ne produit aucune autre gêne que celle due à sa présence comme corps étranger.

Il en est de même de la périostose mercurielle, scorbutique. C'est l'inflammation du périoste qui se traduit à l'extérieur par les phénomènes sympathiques; mais que la cause soit enlevée, les accidents disparaissent.

L'opinion qui consiste à regarder le tiraillement du périoste comme la cause de la douleur dans les périostoses, n'est pas vrai d'une manière absolue. D'après cette idée, l'exostose devrait être d'autant plus douloureuse qu'elle se développerait plus rapidement, et surtout elle devrait l'être toujours. Or nous avons dit qu'il y avait des exostoses indolentes. Cependant si l'on considère que le périoste, insensible dans l'état sain, devient d'une vive sensibilité quand il est enflammé, on concevra que le tiraillement exercé sur lui par la tumeur, pourra dans cette circonstance être une cause du développement de la douleur ; la condition d'inflammation de cette membrane est donc indispensable, pour que la proposition précédente soit exacte.

Diagnostic.—Rien n'est plus obscur, rien n'est plus difficile que le diagnostic des tumeurs. Les signes physiques, qui sont les seuls infaillibles, peuvent à la rigueur nous indiquer si une tumeur est solide ou liquide. Mais la dureté, l'incompressibilité, sont des caractères communs à bien des tumeurs, et ne suffisent pas pour établir l'existence d'une matière osseuse. Ce n'est que par induction, par raisonnement, qu'on arrive à ce résultat. Or, on sait à combien d'erreurs est exposé le chirurgien, quand il n'a pas d'autres guides : aussi la science possède-t-elle de nombreux exemples de méprises singulières. Cependant, quand une tumeur dure, incompressible, circonscrite ou diffuse, s'est développée lentement sous l'influence de causes locales ou générales faciles à saisir, telles qu'une contusion, la syphilis, le mercure, etc., et que l'on connaît comme produisant fréquemment l'affection dont il s'agit, quand de plus son siége est de ceux qu'affectionnent particulièrement les tumeurs osseuses, le diagnostic devient facile et peut même n'offrir aucun doute. Certaines stalactites pointues, certaines exostoses du tibia, du crâne, ne peuvent réellement pas être méconnues.

La nature osseuse de la tumeur étant établie, il resterait à savoir si elle appartient au périoste ou à l'os; si c'est une périostose ou une exostose parenchymateuse. Cette question, qu'il est si difficile de décider même sur le cadavre, doit être le plus souvent insoluble sur le vivant. Hoswip et Lobstein, d'après des recherches microscopiques, sont arrivés à ce résultat, que la matière osseuse déposée accidentellement à la surface d'un os, se présente constamment avec des fibres perpendiculaires placées à la surface de cet organe, à peu près comme les filaments fibreux des cartilages diarthrodiaux, tandis que dans l'exostose parenchymateuse, les fibres osseuses paraissent venir du centre de l'os en suivant une direction courbe, comme si elles avaient été divariquées par une force excentrique ou centrifuge. C'est par ce seul moyen que Hoswip parvint, dit-il, à reconnaître pour parenchymateuses des exostoses qui avaient semblé épiphysaires à d'autres, même après avoir été sciées et *vice versâ*. Or, on comprend que si, même les pièces à la main, les anatomo-pathologistes restent dans l'indécision, le chirurgien ne peut avoir la prétention de décider la question, en ne touchant la tumeur qu'à travers les téguments. Je dirai pourtant que certaines causes produisant plus souvent des périostoses que des exostoses, il y aura parfois plus de probabilités pour l'existence des unes que pour celle des autres.

Il est encore une question de diagnostic, c'est celle relative à la cause productrice. Mais je sortirais, je crois, de mon sujet, si je voulais rechercher le diagnostic de toutes les maladies qui peuvent donner lieu à la lésion qui nous occupe, bien que pour le pronostic et le traitement, ce soit une des questions les plus importantes à résoudre.

C'est par l'examen de la disposition générale du malade, par l'étude de ses antécédents, etc., que l'on pourra parvenir à ce but. Certaines causes cependant se traduiront quelquefois par des douleurs de nature particulière, dont la tumeur sera le siége ; telles sont les causes syphilitiques rhumatismales.

Marche et terminaisons. — La marche de cette affection est habituellement lente ; après avoir acquis un certain volume, elle reste souvent stationnaire, ce qui ne l'empêche pas d'être le siége d'une douleur assez vive, quand elle est de cause syphilitique ou rhumatismale. Rarement elle disparaît par résolution , souvent elle s'indure ; mais , quelquefois, elle continue indéfiniment ses progrès ; il peut se manifester une inflammation sous l'influence de laquelle elle se carie ou se nécrose. Enfin , on l'a vu se détacher spontanément.

On trouve dans la *Gazette médicale*, 5e vol., p. 395, un exemple remarquable de cette dernière terminaison.

Obs. 20e. — « T. Moore, âgé de 36 ans , de bonne « constitution, habituellement bien portant, s'aper-

« çut, il y a 23 ans, d'un petit bouton semblable à
« une verrue, au-dessous de l'orbite gauche, à côté
« du nez ; il l'arracha avec les ongles et une croûte se
« forma à la place. Bientôt après, une tumeur com-
« mença à s'organiser au-dessous, dont le volume a
« été incessamment progressif ; il en est résulté une
« difformité des plus hideuses. Les os du nez du côté
« correspondant en ont été détruits, la cloison nasale a
« été poussée à droite de manière à oblitérer la narine
« de ce côté ; l'orbite elle-même superposée à la tu-
« meur, a été déplacée de dedans en dehors. Le globe
« oculaire poussé dans le même sens est devenu le
« siége de douleurs intenses ; il a été frappé d'amau-
« rose et enfin il s'est crevé vers l'âge de 17 ans. Une
« névralgie continue et insupportable s'est consécuti-
« vement établie dans la première et seconde branche
« de la cinquième paire. La voix est devenue nasil-
« larde.

« Il y a six ans, la tumeur est devenue un peu
« mobile vers sa base, comme si elle allait se déta-
« cher : les parties molles qui la couvraient ont com-
« mencer à s'ulcérer, une suppuration abondante
« s'établit sur ce point, et des hémorrhagies intercur-
« rentes provenant des tissus adjacents, et surtout de
« l'angle interne de l'orbite. Il y a dix-huit mois, des
« portions d'os sont sortis spontanément, ensuite la
« masse entière de l'exostose s'est détachée comme une
« sorte d'épiphyse et est sortie spontanément par la
« brèche suppurante. Il en est résulté une énorme

« caverne bornée inférieurement par les os du palais
« et la paroi buccale de l'antre d'Higmore, supérieu-
« rement par le sinus frontal gauche et la lame cri-
« briforme de l'ethmoïde, intérieurement par la
« cloison du nez rendue concave et perforée, extérieu-
« rement par l'orbite gauche, postérieurement s'ou-
« vrant dans le pharynx. Suppuration, bourgeonne-
« ment abondant de bonne nature.

« La tumeur pèse 14 onces et trois quarts, sa den-
« sité est remarquable ; sa gravité spécifique est de
« 1,80 ; sa grande circonférence est de 11 pouces, sa
« petite circonférence de 9 pouces ; sa face antérieure
« offre des nodosités et des excavations irrégulières,
« sa face postérieure est irrégulièrement concave.
« Étant sciée, elle offre la densité de l'ivoire, et des
« lignes circulaires et concentriques au nombre de
« cinquante, s'élargissant à mesure qu'on s'éloigne
« de la base. L'analyse chimique a montré que sa
« substance contenait moins de matière animale, et
« plus de phosphate terreux que les os humains à
« l'état normal.

« La plaie de la face s'est remplie petit à petit, et le
« malade était presque complétement guéri en juillet
« 1826.

Pronostic.—Le siége de la tumeur, son volume, la
rapidité de son développement, sa cause, sont autant
de circonstances qui doivent puissamment influer sur le
pronostic de ces affections.

1º *Le siège.* — Une périostose interne du crâne, de l'orbite, du bassin peut, en rétrécissant ces cavités, donner lieu à des accidents qu'il est facile de comprendre. (*Obs. 5, Gaz. Méd*, p. 373, tom. 3.)

Obs. 21ᵉ. — « Une demoiselle, âgée de 16 ans, « portant une charge sur la tête, glissa sur le pavé et « tomba sur les fesses. Douleurs sourdes dans le bassin « pendant quelque temps. Santé parfaite jusqu'à 30 « ans; elle se maria et devint enceinte. Grossesse « orageuse, existence d'une exostose énorme dans le « bassin; toute l'excavation pelvienne est remplie par « cette tumeur; le doigt ne peut même pas y pénétrer « par le vagin. Opération césarienne; mort.

Autopsie. — « *Exostosis summa longitudo sex* « *polluces et undecim lineas, summa latitudo sex polli-* « *cis unam lineam habet. Tumoris pars summa supra* « *locum eminet, ubi tertia vertebra lumborum cum* « *quartá conjungitur... Digito exploranti, ad secun-* « *dam phalangem usque in vaginam siccam immisso* « *illico obstabat tumor, immobilis, capiti similis, extra* « *et pone vagiuam situs, durus, firmusque, etc.* »

2º *Le volume.* — Toute chose égale d'ailleurs, une tumeur osseuse volumineuse est plus grave qu'une petite, 1º parce qu'elle occasione plus de gêne par sa présence; 2º parce que les moyens thérapeutiques ont moins d'action sur elle, ou sont plus dangereux et d'une application plus difficile.

3o *La rapidité de son développement.* — Une périostose qui se développe rapidement est souvent plus
difficile à arrêter. Cependant certaines périostoses aiguës, par cela même qu'elles jouissent d'une vitalité
plus active, pourront, si on les prend à leur début,
offrir plus de chances de résolution sous l'influence
des moyens convenables.

4° *La cause.* — Les périostoses syphilitiques sont
moins à redouter que les mercurielles, les cancéreuses,
les rhumatismales à raison de la puissance plus grande
de la thérapeutique sur elles. Les périostoses purement
traumatiques ne sont pas habituellement graves, à
moins qu'elles ne se compliquent de quelque vice
général.

Traitement. — Il est des périostoses qui ne doivent
pas être traitées, parce que loin d'être nuisibles elles
ont un but d'utilité évident : telles sont le cal, les stalactites osseuses dans les fausses articulations, etc. Il
en est d'autres qui, indolentes et stationnaires,
peuvent être sans danger abandonnées à elles-mêmes ;
mais le plus grand nombre exige cependant les secours de l'art : telles sont les périostoses syphilitique,
scorbutique, mercurielle, celles qui sont le siége de
douleurs aiguës, celles qui gênent les fonctions d'organes importants.

La première indication à remplir est de combattre
leurs causes. Souvent un traitement convenablement
dirigé dans ce sens, suffira pour amener la résolution,
ou au moins arrêtera les progrès de la tumeur. Mais

quand ces moyens auront épuisé leur action, ou échoué, s'il est utile d'en débarrasser le malade, on pourra se servir avec avantage de la compression, des topiques excitants, tels que vésicatoires volants, frictions avec des onguents de diverse nature, application de sangsues.

Enfin, comme dernière ressource, le chirurgien possède l'amputation, soit de la tumeur, soit du membre ou de la partie où elle siége.

Tumeurs purulentes du périoste.

Sous cette dénomination, nous comprenons toutes les collections purulentes, qui ont leur siége sous le périoste ou dans son épaisseur, et dont on ne peut rapporter l'origine qu'à la phlegmasie.

On les rencontre assez fréquemment. Les auteurs même qui niaient la suppuration du périoste, en rapportent un grand nombre d'observations, seulement ils en attribuaient l'origine à l'os sous-jacent.

Elles se présentent sous toutes les formes; on en voit d'isolées, de multiples; il en est qui offrent à peine le volume d'une lentille, d'autres qui dissèquent un os long dans toute son étendue.

Causes. — Les abcès du périoste naissent sous l'influence de causes infiniment variées. On en voit d'idiopathiques et de symptomatiques ou métastatiques. Toujours ils doivent leur origine à une périostite locale; mais cette phlegmasie leur transmet le cachet spécial que lui impriment les causes diverses qui président à son développement. Je vais en rapporter quelques observations, d'après lesquelles il nous sera facile de tracer leur histoire.

1° *Abcès de causes externes.*

Obs. 22e. — *Abcès sous la membrane pituitaire.* J. L. Petit, 2, 60. Homme; plaie sur le nez; os à découvert; suppuration; quelques jours après tumeur molle dans la narine, contenant du pus qui reflue par la plaie extérieure, sous l'influence de la pression; incision; guérison en peu de temps.

Obs. 23e. — *Abcès de la cloison des fosses nasales.* Bérard (A.), *Arch.,* 3e sér., t. 1er, 408. Coruard Pierre, 18 ans; coup de poing sur le nez. Deux jours après, douleur vive; formation de deux tumeurs dans les narines; gêne du passage de l'air. On croirait d'abord à l'existence d'un polype. Fluctuation; incision; issue de beaucoup de pus; guérison prompte, sans exfoliation.

Obs. 24e. — *Abcès sous le périoste du maxillaire supérieur. Mém. Ac. ch.,* t. 12, p. 12. Enfant de 12 ans; carie de la première dent molaire du côté droit; tumeur sur la face externe de la mâchoire supérieure jusqu'à l'orbite. Extraction de la dent cariée; issue par l'alvéole d'une quantité de matière jaune et séreuse.— Guérison prompte.

Obs. 25e. — *Abcès sous le périoste de l'os maxillaire.* Service de M. Velpeau. Jeune homme de 13 à 14 ans; tuméfaction de la joue gauche ressemblant à une fluxion. Douleurs atroces ; peau luisante ; consistance dure de la tumeur ; pas de fluctuation sensible. Ponction exploratrice à travers les téguments de la joue ; issue d'une quantité notable de pus séreux mêlé de sang. L'os est à nu, tant à sa face antérieure qu'à sa face postérieure, depuis la symphyse du menton jusqu'à la branche montante de la mâchoire. On sent des rugosités avec le stylet. Amélioration notable après l'incision ; disparition de la tumeur ; marche franche vers la cicatrisation, qui a lieu sans exfoliation. Le malade est parfaitement guéri le 15 janvier 1839. Il restait seulement un nodus.

M. Velpeau, à l'occasion de ce malade, dit avoir vu près de 200 cas analogues. Il cite entre autres un homme auquel il avait amputé la jambe, et chez lequel le périoste du péroné se détacha de l'os, suppura sans qu'il survînt d'exfoliation, sans même que la cicatrisation fut notablement retardée.

2° *Abcès symptomatiques.*

J. L. Petit, t. 2, 481, cite des abcès sous-périostiques survenues à la suite de la variole. Ils font, dit-il, de grands progrès en un jour, et la fluctuation de la matière suppurée est presque aussi prompte que la tumeur. J'ai ouvert de ces abcès, et j'ai presque toujours trouvé les os découverts, exostosés ou cariés.

Plus bas, il dit que M. Barbesson, son confrère, qui l'avait appelé en consultation, lui montra l'enfant d'un baigneur auquel il avait déjà ouvert deux abcès ; l'un au coude, l'autre au genou. Celui du coude s'est guéri assez facilement, et sans exfoliation sensible, quoique les os fussent découverts.

Je pourrais multiplier les exemples, mais ceux-ci me suffisent pour bien faire comprendre la marche de ces affections.

Symptômes. — Nous trouvons dans les abcès à peu près toutes les formes des abcès des autres tissus. Les uns, aigus, développent des phénomènes des plus prononcés ; d'autres, chroniques, apparaissent presque sans douleur ; d'autres, enfin, semblent, comme les abcès métastatiques, arriver tout formés dans le lieu qu'ils occupent. Je n'ai pas besoin de décrire les signes de ces tumeurs, il faudrait faire l'histoire de tous les abcès. Je dirai seulement que la profondeur à laquelle se trouve la collection purulente, la résistance du périoste, qui s'oppose à son développement, masquent souvent l'un des symptômes les plus importants, la fluctuation. La tumeur, en effet, est quelquefois dure et incompressible, comme une tumeur osseuse. C'était le cas du jeune homme observé par M. Velpeau. C'est alors surtout aux phénomènes généraux qu'il faudra s'en rapporter pour établir le diagnostic.

Complications. — Une complication fréquente des abcès sous-périostiques, est l'altération des os sous-jacents ; mais l'observe-t-on constamment ? Les pathologistes qui niaient la possibilité de la guérison sans exfoliation, lorsque l'os est dénudé par suite d'une plaie, repoussaient encore bien mieux cette possibilité dans les abcès sous-périostiques. Il y a plus, c'est que plusieurs chirurgiens pensent, avec Bichat, que le pus, dans ce cas, est fourni par l'os altéré et non par le périoste.

J. L. Petit avait déjà vivement combattu cette erreur. Plusieurs des faits que nous avons cités sont tirés de ses œuvres. Il revient plusieurs fois sur la possibilité de faire reprendre les chairs sur les os dénudés, enfin il dit dans un de ses aphorismes : *tous les os qui sont découverts de leur périoste ne s'exfolient pas.*

Weidmann dit aussi positivement qu'il a vu des ulcères dans lesquels des surfaces osseuses dépouillés de leur périoste ont baigné dans le pus pendant un assez long temps sans s'altérer. Il cite à l'appui plusieurs observations. Lamotte également en cite un certain nombre.

Maintenant le nombre des faits est assez imposant pour entraîner la conviction dans tous les esprits, depuis que l'on n'admet plus l'exfoliation sensible.

Cependant il ne faudrait pas non plus s'abuser, les abcès du périoste sont fréquemment compliqués de nécrose de carie, dont ils sont alors véritablement la cause déterminante.

Pronostic. — Ce que nous venons de dire des complications de ces abcès, doit nous faire juger qu'elles sont habituellement sérieuses. Mais indépendamment de ces circonstances, qui du reste, comme nous l'avons vu, ne sont pas nécessairement liées à cette affection, il peut se manifester des accidents graves dus à la profondeur à laquelle le pus se trouve, à la difficulté qu'il peut avoir à se faire jour à l'extérieur. Placé sous les aponévroses quand il a érodé sa membrane, il fuse dans les interstices musculaires, et peut donner lieu à de graves accidents. Il va sans dire que ces dangers seront subordonnés à la profondeur de l'abcès, à la difficulté d'arriver jusqu'au foyer, à l'importance des organes voisins, à l'étendue du décollement du périoste, à la cause morbifique, etc.

Traitement. — Aussitôt qu'on a reconnu l'abcès en contact avec un os, le précepte est de l'ouvrir. La présence du pus est ici une cause d'inflammation, qui ne peut manquer d'amener tôt ou tard quelqu'altération organique du tissu osseux.

Et quand le pus est évacué, il ne faut pas s'obstiner à maintenir le plaie béante pour attendre l'exfoliation de l'os, il est plus prudent d'abandonner la guérison à la nature, et même de l'aider dans le rapprochement des bords de la plaie. A moins que la nécrose ne soit évidente, auquel cas, on se comportera comme le voulaient les anciens.

Tumeurs fongueuses du périoste.

Plusieurs pathologistes ont décrit depuis longtemps des tumeurs fongueuses, dont ils ont rapporté l'origine au périoste. Ruysch les désignait sous le nom de *tumores spongiosi, sive ossivori.* Fabrice de Hilden en rapporte des observations. Lassus leur a consacré un chapitre de sa *Pathologie chirurgicale.* M. Boyer les range dans l'ostéosarcôme, tout en faisant observer qu'elles se développent au dehors des os ; enfin Lobstein les range dans le *spina ventosa* cortical.

Mais indépendamment de ces tumeurs fongeuses, les seules que l'on attribue au périoste , et qui sont peut-être de toutes celles dont nous nous occupons ici, les moins évidemment liées à cette membrane, il en est un grand nombre d'autres , que je crois devoir décrire sous cette dénomination.

Au premier rang, pour la fréquence et l'intérèt qu'elles nous présentent , je placerai les tumeurs fongueuses de la dure-mère. Cette membrane peut , sans forcer nullement les analogies, être considérée comme le périoste interne du crâne , et par conséquent les maladies qui l'affectent peuvent être rangées dans la classe des maladies du périoste. Cependant, comme nous n'avons pas cru devoir décrire anatomiquement la dure-mère, nous ne ferons pas non plus l'histoire particulière de ses affections. Constatons seulement l'analogie de ses tumeurs avec celles qui naissent du périoste.

2° Parmi les tumeurs fongueuses de la dure-mère, on a décrit des productions morbides absolument sembla-bles à celles de cette membrane, qui comme elles, per-foraient les os du crâne, mais dont l'origine existait dans le périoste externe. On en cite de nombreux exemples.

Obs. 26ᵉ.—Un des cas les plus remarquables que j'ai rencontré, est celui d'une jeune fille de 17 ans, entrée dans le service de M. Dupuytren en 1831, pour une tumeur dans la fosse temporale droite , sous le muscle crotaphyte. Cette tumeur qui fit des progrès rapides , amena la mort de la malade au bout de quelques mois. Elle occupait toute la fosse temporo-zygomatique ; son origine était à la face externe du périoste auquel elle adhérait intimement, tandis qu'elle était libre de toute autre part. Les os, déformés, mais non détruits, étaient recouverts d'une nouvelle couche osseuse, tant au-dessus qu'au-dessous de la dure-mère.

M. Lauth de Strasbourg, parle d'un homme sujet à de violents maux de tête, qui mourut après avoir été trépané, on trouva sur le point du crâne diamétralement opposé à celui qui avait été le siége de la douleur, une tumeur fongueuse dont le siége était en dehors de l'encéphale.

Lassus rapporte une observation de Bonn; elle me paraît assez remarquable pour mériter d'être citée textuellement.

Obs. 27ᶜ. — *Tumeur fongueuse du péricrâne , suite de contusion.* (Lassus, tome 1, 5o3.)

Un homme âgé de 28 ans, reçut dans le mois de juillet 175o, un coup de pied de cheval sur la partie latérale gauche et inférieure de l'os coronal et de l'os des tempes. Il n'en résulta point de fracture. La contusion, légère en apparence, fut bientôt dissipée : néanmoins quelque temps après, il parut dans l'endroit qui avait été contus, une tumeur dure, indolente, sans inflammation, laquelle prit peu à peu un tel accroissement, qu'elle s'étendit sur le nez, le front, la tempe gauche et l'os de la pommette. L'œil s'atrophia, devint protubérant, et le malade perdit la faculté de distinguer les objets. Une partie de l'os de la pommette et de l'os maxillaire, formaient une saillie considérable. En 1769, c'est-à-dire environ 19 ans après le coup reçu, la tumeur devint douloureuse, se ramollit et s'ouvrit vers la tempe gauche près de l'angle externe de l'œil. Cette crevasse donna issue à du pus de mauvaise qualité, puis à une substance fongueuse. Le pus ne venait pas de la cavité orbitaire, mais d'un foyer profond dans lequel il s'était accumulé, foyer formé par le fungus, qui tomba, et fut remplacé par un autre fungus dont on fit l'excision. L'écoulement sanieux continua sans interruption jusqu'à la mort du malade. Il se fit des hémorrhagies considérables, auxquelles on remédia par les procédés ordinaires. Elles affaiblirent le malade jusqu'au point de le rendre presque hydropique. La cavité de l'ulcère devint si profonde, qu'on pouvait y introduire le doigt et en parcourir l'étendue. Enfin, cet homme eut la goutte, puis la jaunisse; mais n'éprouva jamais aucun accident qui put faire croire que le cerveau était affecté. Il mourut en novembre 1771, vingt ans après avoir reçu le coup, et trois ans après la crevasse de sa tumeur fongueuse.

Le célèbre anatomiste Albinus, fit l'ouverture du cadavre, et trouva le cerveau dans son intégrité naturelle. L'œil était atrophié, chassé hors de l'orbite, le nerf optique était grêle et allongé, la partie supérieure du crâne dure, solide et presque sans sutures.

Dans sa cavité gauche, qui soutient le lobe moyen et antérieur du cerveau, la portion orbitaire du coronal, la partie temporale du pariétal, la portion de l'os sphénoïde qui concourt à la formation de l'orbite et de la tempe, étaient détruites et changées en une membrane épaisse, tendue, sur laquelle étaient encore attachées quelques fibres osseuses. La dure-mère correspondante à cette membrane était intacte.

Le cercle osseux qui résultait de cette perte de substance, avait l'apparence d'un cal dentelé et tuberculeux. Toute la partie latérale externe de l'orbite, formée par la portion du sphénoïde, était devenue membraneuse. Cette altération avait produit une cavité oblongue dans laquelle était située la tumeur fongueuse.

La partie latérale interne de cette cavité était formée par une portion de l'orbite devenue membraneuse, supérieurement par le fond du crâne devenu également membraneux, extérieurement par une partie du pariétal de l'os squammeux, qui ont subi la même dégénération, et par les restes du muscle crotaphite; inférieurement par l'os de la pommette déplacé, et par la mâchoire inférieure dont l'apophyse coronoïde était inclinée en dehors par le poids de la tumeur. Sur cette apophyse étaient les restes du muscle crotaphite qui s'y attache. Le fungus, en remplissant cette grande cavité membraneuse dans le fond de laquelle il était implanté, avait déplacé l'os de la pommette, rendu la joue plus saillante, déprimé l'os maxillaire, abaissé le canal sous orbitaire, et rétréci la cavité gauche des narines. La suture commune à l'os coronal et à celui de la pommette n'existait plus; il y avait à l'endroit de la jonction de ces deux os, un écartement d'un pouce et demi.

Ainsi une contusion du péricrâne absolument négligée, a donné lieu, chez un homme encore jeune, à la formation d'une tumeur fongueuse de cette membrane entre l'orbite et la tempe. Peu à peu la substance osseuse a été ramollie, amincie, puis détruite et changée en une membrane épaisse. C'est ce que l'on observe dans toutes les anciennes tumeurs fongueuses de la dure-mère, du périoste et de la membrane pituitaire qui tapisse les sinus de la face.

Une seconde variété de tumeurs fongueuses du périoste, est constituée par celles qui se développent dans les membranes fibro-muqueuses. L'espèce de fusion qui dans ces membranes, semble s'être opérée entre le tissu fibreux du périoste et le tissu muqueux de la membrane tégumentaire paraît éminemment favorable au développement des tumeurs fongueuses. En effet, les régions où l'on remarque cette disposition anatomique, sont à n'en pas douter, celles où on les observe le plus fréquemment. Telles sont les fosses nasales, le pharynx, la bouche, l'oreille, etc.

Il ne serait pas exact de rapporter aux tumeurs du périoste, toutes celles qui naissent sur ces membranes fibro-muqueuses. Ainsi les polypes muqueux, vésiculaires appartiennent évidemment à la surface libre de ces membranes, et par conséquent, n'ont aucun rapport avec la partie périostique. Mais les polypes fibreux, sarcomateux qui se développent sur leur face profonde qui compromettent si rapidement les os, et qu'on ne peut extirper ou détruire qu'en arrachant les parties osseuses voisines, me paraissent se rattacher sans aucun doute aux tumeurs périostiques.

On les observe à la muqueuse buccale, sous le nom d'épulie, de tumeurs sarcomateuses superficielles de la mâchoire. Ces dernières sont fréquentes, et dans leur traitement, on ne saurait apporter trop d'attention. On les a souvent prises pour des ostéosarcômes, et dans cette opinion, on a plus d'une fois réséqué l'os maxillaire inférieur qui n'offrait aucune altération grave.

Dans les fosses nasales, elles se présentent sous forme de polypes ; dans le sinus maxillaire, elles portent plus particulièrement le nom de fungus. Il serait facile d'en citer un grand nombre d'observations ; c'est une maladie qui se rencontre fréquemment.

Une troisième classe est celle formée par les tumeurs sarcomateuses développées sur les os des membres. C'est à cette classe que se rapportent les observations suivantes de Lassus.

Obs. 28ᵉ. — *Tumeurs fongueuses périostales.* (Lassus, tom. 1ᵉʳ, page 493.)

Une jeune fille âgée de six ans, d'un bon tempérament, reçut, étant à l'école, un coup sur la partie latérale externe de la jambe, trois ou quatre pouces au-dessous du genou. Ce coup parut si léger, que l'enfant n'y donna aucune attention. Cependant cette petite fille ressentit quelques jours après un peu de douleur dans l'endroit frappé. Sa mère ne trouva point de changement de couleur à la peau, mais seulement une petite tumeur du volume d'une noix, qu'elle crut pouvoir dissiper en la frottant et en appliquant des remèdes spiritueux. La tumeur augmenta et produisit, par intervalles, des douleurs légères qu'on crut pouvoir calmer par l'application des cataplasmes émollients. Ils n'eurent aucun succès. Environ deux mois après le coup reçu, des personnes de l'art trouvèrent que cette tumeur était dure, circonscrite, du volume d'un œuf, sans changement de couleur à la peau, pouvant être touchée sans causer une douleur bien grande. D'après cet examen, ils déclarèrent que le siége du mal était dans l'os, et qu'il fallait continuer l'application des cataplasmes émollients. Vers le quatrième mois de la maladie, la tumeur fit encore des progrès, et s'étendit autour de la jambe, formant une saillie marquée vers le bord du tibia.

Au bout de cinq mois, les douleurs devinrent continuelles et très vives, l'enfant eut de la fièvre et s'affaiblit : la peau commença à perdre sa couleur naturelle ; les veines de la surface se tuméfièrent. On persévéra dans l'application des cataplasmes émollients et maturatifs, d'après la supposition qu'ils détermineraient une suppuration salutaire. La tumeur avait alors le volume de la tête d'un enfant : elle était molle dans quelques endroits comme si elle eût contenu une matière pultacée ; dans d'autres elle avait de la dureté. Une incision longitudinale ne donna issue qu'à une sérosité sanguinolente, la plaie devint livide, et la tumeur ne diminua point de son volume. Peu de jours après on lui trouva plus de mollesse et plus de proéminence vers la partie antérieure du tibia. On fit dans cet endroit une nouvelle incision qui donna issue, comme la première, à de la sérosité sanguinolente. Enfin, les consultants bien convaincus que le siége de la maladie était dans l'os même, firent l'amputation de la cuisse. L'examen fit voir que le tibia et le péroné étaient complétement détruits supérieurement, et comme dissous, un peu au-dessous de l'articulation du genou. Il ne restait que quelques lames osseuses implantées dans une tumeur fongueuse sanguine du périoste, laquelle avait trente-quatre pouces de circonférence. Ce fungus s'étendait dans toute la longueur de la jambe jusqu'à une pouce près des malléoles. Son volume était tel, qu'on ne pouvait plus distinguer ni os, ni muscles, ni membranes.

Causes. — Ces tumeurs appartenant à la classe des tumeurs cancéreuses ou fibreuses, se manifestent sous les mêmes influences que ces affections.

Un vice général de l'organisme encore mal connu, mal défini, préside évidemment à leur développement. Mais souvent une irritation extérieure, une contusion peut en être la cause déterminante. Il est facile de s'en convaincre en parcourant les observations nom-

breuses de tumeurs fongueuses de la dure-mère con-
signées dans la science. Le fait que nous avons cité
plus haut en est un bel exemple. (*Voyez* obs. 26.)

Symptômes. Rien de plus variable que les phénomènes par lesquels ces affections se manifestent à
l'observateur. Le fait le plus sensible est la tuméfaction,
encore n'est-elle pas appréciable quand la maladie a
son siége dans une cavité osseuse, le crâne par exemple,
comme cela s'observe pour les tumeurs fongueuses de
la dure-mère.

Quelquefois indolentes, elles offrent le plus ordinairement des douleurs lancinantes analogues à celle
des autres tumeurs cancéreuses.

Tantôt leur accroissement offre une rapidité considérable comme nous l'avons vu chez la jeune fille qui
fait le sujet de la 28ᵉ observation, tantôt elle affecte une
marche tout-à-fait chronique comme on l'observe dans
certaines tumeurs fongueuses de la dure-mère ou du
périoste externe des os du crâne, où elles sont quelque
fois des années avant d'acquérir le volume d'une noix
ou d'un œuf de poule.

Les phénomènes qu'elles développent pendant cet
accroissement n'ont absolument rien de fixe. Ils peuvent être nuls. On cite maint exemple de fungus de la
dure-mère qui avant de paraître à l'extérieur n'avaient
manifesté leur existence par aucun symptôme et cependant la maladie se trouvait en contact avec l'organe
central de la sensibilité. Cela ne se remarque cependant que dans les cas de développement chronique.
Pour peu qu'il y ait d'acuité dans la maladie, les

symptômes apparaissent terribles, et le malade ne tarde pas à succomber. C'est surtout aux membres que les tumeurs fongueuses affectent cette marche rapide, elles ont en cela la plus grande ressemblance avec l'ostéosarcôme, dont au reste elles ne diffèrent aucunement par leur nature.

Il est souvent difficile d'établir le siége positif de cette terrible maladie. Cela même ne devient possible qu'autant que l'on a pu suivre son développement et sa marche; car dans bien des cas, même à l'autopsie, tous les doutes ne sont pas levés. On reste incertain sur le point de savoir si la tumeur appartient au périoste, à l'os ou aux parties voisines.

Quant au pronostic et au traitement, c'est le même que celui des cancers en général. Mais il est à remarquer que les cancers des os et du périoste ont presque toujours un caractère de gravité tout spécial.

Le périoste peut encore donner naissance à des tumeurs de diverse nature, telles que les tumeurs fibreuses; mais leur histoire ne présentent rien qui ne puisse se rattacher à celle des tumeurs fibreuses en général; je me contenterai de les mentionner.

ERRATA.

Page 5, ligne 28, physiologique, *lisez : philosophique.*
— 24, — 27, moins, *lisez : plus.*
— 36, — 20, tandis, *lisez : sans.*
— 40, — 14, après le *séquestre, lisez : était séparé.*
   Après la 3e semaine le périoste.
— 41, dernière ligne, au lieu de s'épanouissait, *lisez: s'épaississait.*
— 47, dans le titre du milieu, au lieu de extérieur, *lisez : intérieur.*

FIN.

TABLE DES MATIÈRES.

FIN DE LA TABLE.

IMPRIMERIE D'HIPPOLYTE TILLIARD, RUE SAINT-HYACINTHE-SAINT-MICHEL, 30.

www.ingramcontent.com/pod-product-compliance
Ingram Content Group UK Ltd.
Pitfield, Milton Keynes, MK11 3LW, UK
UKHW021114220726
13924UKWH00004B/1701